デュロキセチンのすべて

デュロキセチンはSNRIのなかでも一線を画した特徴をもち，世界中の多くの医師に支持されている薬剤である．現在のうつ病治療の背景を受け，本書はうつ病に関する神経伝達系や抗うつ薬の薬理機序といった総論から，デュロキセチンの特徴や治療成績，具体的な使い方まで本剤の全貌が俯瞰できるよう編纂．本剤は疼痛治療への効果も期待されており，精神科医をはじめ疼痛治療の領域においても必読の一冊．

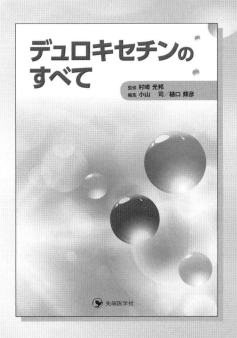

◆監修
村崎　光邦（CNS薬理研究所所長／北里大学名誉教授）

◆編集
小山　　司（北海道大学名誉教授／大谷地病院臨床研究センター長）
樋口　輝彦（国立精神・神経医療研究センター理事長・総長）

B5判／並製本／256頁
定価（本体4,500＋税）
ISBN 978-4-88407-982-6

【主要目次】

Part 1　神経伝達物質と抑うつ・不安のメカニズム
1．神経伝達物質とうつ病のメカニズム／2．神経伝達物質と不安のメカニズム　ほか

Part 2　現在のうつ病治療における抗うつ薬の評価と使い方
1．うつ病のガイドラインからみた治療の考え方／2．EBMによる抗うつ薬の評価／3．うつ病の中核症状と抗うつ薬の役割　ほか

Part 3　デュロキセチンの開発と臨床薬理
1．デュロキセチン開発の経緯／2．デュロキセチンの薬理学的プロファイルと作用機序　ほか

Part 4　うつ病治療におけるデュロキセチンの役割
1．うつ病初期の薬物治療におけるデュロキセチンの位置づけ―効果発現期間，効果など／2．デュロキセチンの症状改善効果の特徴　ほか

Part 5　患者背景を考慮したデュロキセチンの使い方と注意点
1．自殺念慮・企図が伺えるうつ病患者へのデュロキセチンの実際と注意点／2．高齢者のうつ病に対するデュロキセチンの使い方―合併症を有する場合　ほか

Part 6　うつ病の併存（comorbidity）からみたデュロキセチンの位置づけ
1．不安障害に併存するうつ病の特徴／2．不安障害を伴ったうつ病の治療　ほか

Part 7　抗うつ薬の副作用とアドヒアランスに対するデュロキセチンの役割
1．抗うつ薬の服薬アドヒアランスに影響する副作用とそのメカニズム／2．デュロキセチンの副作用と服薬アドヒアランスに果たす役割　ほか

Part 8　疼痛治療におけるデュロキセチンの役割
1．うつに伴う痛みについて／2．精神医学からみたうつ病に伴う疼痛へのアプローチ／3．麻酔科学からみた疼痛へのアプローチ／4．糖尿病性神経因性疼痛へのアプローチ

 株式会社 **先端医学社**　〒103-0007 東京都中央区日本橋浜町2-17-8 浜町平和ビル
TEL 03-3667-5656（代）／FAX 03-3667-5657
http://www.sentan.com

ねむりとマネージメント

Sleep and Management
CONTENTS

特集
生活習慣病および身体疾患と睡眠

不眠と身体疾患	内山　真ほか	5
糖尿病と不眠	内村　直尚	10
CKDと不眠	篠邉龍二郎ほか	14
疲労と睡眠障害に伴う健康障害	角谷　学ほか	18
骨粗鬆症と不眠	栗山　長門ほか	22
COPDと不眠	陳　和夫	28

連載

わたしのカルテから 第8回

睡眠てんかん学（Sleep Epileptology）の重要性 ……千葉　茂ほか　33
ナルコレプシーの典型例と非典型例 ……粥川　裕平ほか　37

臨床医が実践できる診療ワンポイント 第8回

過眠症の鑑別 ……鈴木　圭輔ほか　43
市販の睡眠改善薬の役割 ……佐藤　萌子ほか　47

TOPICS 第8回

睡眠時ブラキシズム ……加藤　隆史　50
$GABA_A$ 受容体αサブユニット機能からみた睡眠薬の作用特性 ……大熊　誠太郎　54

編集スタッフ　63

弊社の出版物の情報はホームページでご覧いただけます．
また，バックナンバーのご注文やご意見・ご要望なども受け付けております．
http://www.sentan.com

チーム エンド・オブ・ライフケア 実践テキスト

A practical textbook : Team approach to End-of-Life Care

緩和ケアにかかわる
すべてのスタッフのための教科書

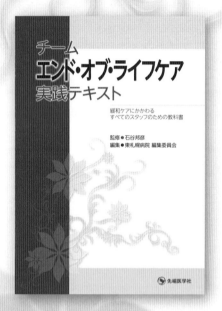

定価(本体3,800円+税)
A4判/並製本/102頁
発行：2014年4月
ISBN：978-4-88407-977-2

「死」について多様な価値観が錯綜する昨今，がん専門病院である東札幌病院が，長年チームで取り組んできた「看取り」，「エンド・オブ・ライフ（E-O-L）」ケアの実際を臨床に即したテキスト形式にまとめた．

各項目は，長年，E-O-L や緩和ケアの現場に携わってきた同病院の医師・看護師が執筆を担当．コラムや実際の事例もまじえながら，患者ケアはもちろん，E-O-L の概念と定義から，遺族ケア，在宅での看取りなども網羅した実践書となっている．真の E-O-L ケアをめざすすべての医療スタッフに贈る一冊．

監修●石谷 邦彦（Kunihiko Ishitani）
編集●東札幌病院 編集委員会

● 主要目次

Part 1：エンド・オブ・ライフケアの
歴史と概念

1. エンド・オブ・ライフケアの
サイエンスとアート
2. エンド・オブ・ライフケアの定義
3. 緩和ケアの歴史とエンド・オブ・ライフ
4. エンド・オブ・ライフケアの
意思決定のプロセス

Part 2：チームでおこなう
エンド・オブ・ライフケアの実践

1. エンド・オブ・ライフケアの臨床
   A. 特徴的な症状とその対処
   B. 倫理的問題
   C. 最後の時のケア
2. 悲嘆のケア
3. 在宅でのエンド・オブ・ライフケア

株式会社 先端医学社

〒103-0007 東京都中央区日本橋浜町 2-17-8 浜町平和ビル
TEL 03-3667-5656（代）/FAX 03-3667-5657
http://www.sentan.com

特集 生活習慣病および身体疾患と睡眠

不眠と身体疾患

内山 真* 金野倫子*,**
UCHIYAMA Makoto, KONNO Michiko
*日本大学医学部精神医学系　**埼玉県立大学保健医療福祉学部

Key Words
・不眠
・身体疾患
・疼痛
・がん

Points
・不眠は高齢者および女性で頻度が高いため，高齢者で多い身体疾患，女性に多い身体疾患では不眠が併存する頻度が高くなる．
・身体疾患に罹患することにより，疾患に対する不安や恐れなどが不眠を引き起こすことがあると同時に，睡眠習慣や生活習慣が変化することによっても不眠が起こりやすくなる．
・身体疾患による，夜間のかゆみ，夜間の尿意などの身体感覚の異常，疼痛により直接的に睡眠が妨げられる．

はじめに

身体疾患があると，睡眠の問題を合併する頻度が高くなる[1]．身体疾患の診療において，睡眠に関する訴えが多くみられ，その評価と診断のためには，睡眠障害専門医への紹介が必要になることがしばしばある[2]．夜間睡眠の問題が身体疾患をもたらすことも明らかになっている．夜間睡眠の障害は，種々の身体疾患発症の危険因子となる[3]．横断的な研究において，不眠があると，日中における身体的，精神的な QOL が損なわれ，種々の身体疾患の合併率が高くなる[3,4]．不眠があると，それによって起こる日中の不調感や QOL 低下のため，背景にある身体疾患の診断が困難になったり，背景にある身体疾患が悪化したかのようにみえたりすることがあり，治療的対応が困難になる[2]．このように，睡眠障害と精神・身体疾患が併存する場合に，その関係は複雑で，どちらか一方がもう一方の原因あるいは結果であるという判断がしばしば困難である[2]．身体疾患における不眠では，背景にある身体疾患治療が必ずしも睡眠障害を改善するわけでなく，多くの場合，不眠に対しては疾患の治療とは独立した臨床的対応が必要である[5]．このため，DSM-5 では精神疾患や内科疾患に続発する睡眠障害というカテゴリーは基本的に廃止され，睡眠覚醒障害に身体疾患が存在する場合は，併存疾患として記載するようになった[6]．

本稿では，一般的な身体疾患と不眠の関連について考えるとともに，代表的身体疾患として，泌尿器系疾患，疼痛性疾患，消化器系疾患，がんにおける不眠について展望する．さらに不眠に伴う身体的愁訴および身体疾患の危険因子としての不眠についてまとめる．呼吸器疾患や循環器疾患における睡眠の問題については，本特集の他稿を参照されたい．

身体疾患と不眠の関連

身体疾患では不眠の合併率が高いことが知られている．身体疾患としては，高血圧症，糖尿病，心疾患，脳血管疾患，呼吸器疾患，胃潰瘍などの消化器疾患，神経変性疾患，関節炎，がん，慢性疼痛などとの関連が報告されている[1,2,4]．

表❶に，各種身体疾患の有無と不眠の頻度について米国の地域住民を対象とした横断疫学調査の結果を示

表❶ 身体疾患と不眠の頻度

疾患	疾患なし 例数	不眠（%）	疾患あり 例数	不眠（%）	単回帰 オッズ比（95% CI）	多変量調整† オッズ比（95% CI）
神経疾患	523	24.3	15	66.7	6.24（2.09〜18.59）**	5.21（1.22〜22.21）*
排尿障害	473	23.3	65	41.5	2.35（1.37〜4.01）**	3.51（1.82〜6.79）***
高血圧	404	19.3	134	44.0	3.29（2.16〜5.01）***	3.19（1.87〜5.43）***
慢性疼痛	396	17.2	142	48.6	4.56（3.00〜6.94）***	3.16（1.90〜5.27）***
消化器疾患	455	20.0	83	55.4	4.97（3.05〜8.12）***	3.00（1.66〜5.43）***
呼吸器疾患	481	21.4	57	59.6	5.43（3.06〜9.62）***	2.79（1.27〜6.14）*
悪性腫瘍	509	24.6	29	41.4	2.17（1.01〜4.67）*	2.50（1.01〜6.21）*
心疾患	470	22.8	68	44.1	2.68（1.58〜4.53）***	2.11（1.07〜4.15）*
糖尿病	500	23.8	38	47.4	2.88（1.48〜5.63）**	2.03（0.86〜4.79）
何れか	226	8.4	312	37.8	6.63（3.93〜11.18）***	5.26（2.82〜9.80）***

CI, 信頼区間
†抑うつ，不安，その他の睡眠障害で調整．***p＜.001, **p＜.01, *p＜.05

（Taylor DJ et al, 2007[4]より改変引用）

す[4]．表❶における単回帰の結果に示されるように，神経疾患以外の一般的身体疾患における不眠との見かけ上の関連は，呼吸器疾患，消化器疾患，慢性疼痛，高血圧の順に強いが，抑うつ，不安，その他の睡眠障害で多変量調整すると，この関連の順位が大きく変化し，関連は排尿障害，高血圧，慢性疼痛，消化器疾患の順となる．これは，それぞれの身体疾患と不眠との関連がいくつかの交絡要因を介していることを示す．

このように，それぞれの身体疾患によって，不眠を合併するメカニズムは異なることが考えられる．身体疾患における不眠の病態について図❶にまとめた．身体疾患と不眠を考える場合に，まず併存要因について考えておくことが必要である．不眠は，疫学的に高齢者ほど多く，女性でより頻度が高い．わが国における調査結果で，不眠の頻度は20〜39歳で13.9%，40〜59歳で16.2%であるのに対し，60歳以上では25.2%と約1.5〜2倍であり，成人男性における不眠の頻度が17%に対し，成人女性では20.3%である[7]．このため，高齢者で多い身体疾患，女性に多い身体疾患では，身体疾患と不眠の間に直接あるいは間接的関連がなくても不眠の併存する頻度が高くなる．

身体疾患に罹患することにより，疾患に対する不安や恐れ，その心理的苦痛などが不眠を引き起こすことがある．これは，生命の危機を予感させるような疾患において可能性が高く，がん患者における検討がある[8]．こうした場合には入眠困難と睡眠維持困難が起こりやすい．身体疾患にかかったことにより，睡眠習慣や生活習慣が変化することによっても不眠が起こりやすくなることがある．身体疾患に対する自己対処として，睡眠時間を充分とろうと考えて，寝床で過ごす時間が8時間を超えるなど不適切に長くした場合には中途覚醒が起こりやすくなり，早くから眠ろうと眠気がないのに就床するようになると，入眠困難が起こりやすくなる[9]．身体疾患に伴う安静度の要求や就労時間の減少など生活習慣の変化による運動量の低下をもたらし，不眠の契機となることがある．身体疾患による，夜間のかゆみ，夜間の尿意などの身体感覚の異常，疼痛により直接的に睡眠が妨げられる[10]．痛みなどで睡眠が質的に悪化すると痛覚刺激に対する閾値が低下し，そのため睡眠の不安定化や不眠がさらに増悪するという悪循環が形成されることになる[10]．こうした睡眠中の身体的異常に関連して起こるのは，中途覚醒による睡眠維持困難が多い．身体疾患治療薬や対症的に用いられる鎮痛薬の副作用として不眠が生じることもある．身体疾患によっては，睡眠時無呼吸症候群（sleep apnea syndrome：SAS），周期性四肢運動障害（periodic limb movement disorder：PLMD），レストレスレッグス症候群（restless legs syndrome：RLS）など睡眠中の異常現象と関連した特異的睡眠障害を引き起こすことで，不眠をもたらすものがある[9]．肥満や呼吸器疾患と関連してSASが引き起こされることや，腎機能障害や鉄欠乏

■ 特 集　生活習慣病および身体疾患と睡眠

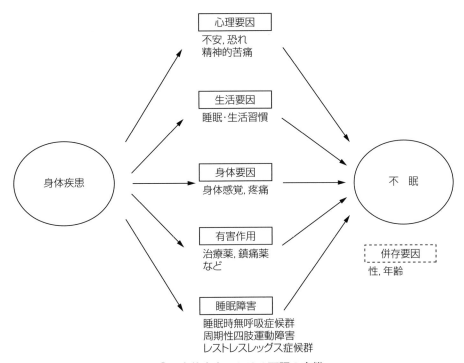

図❶　身体疾患における不眠の病態

をもたらす身体疾患において PLMD や RLS など睡眠薬の効果が期待されない不眠をもたらす睡眠障害が引き起こされやすいことに注意しておく必要がある[9]．

身体疾患における不眠の診療にあたっては，図❶に示すような不眠と身体疾患の関連について考えたうえで治療計画を立てることが重要である．

代表的身体疾患における不眠

ここでは，泌尿器系疾患，疼痛性疾患，消化器系疾患，がんにおける不眠についてまとめる．

1）泌尿器系疾患

泌尿器系に問題があると睡眠が高頻度に障害される．夜間頻尿の加齢による重症化に関しては，尿失禁，再発性膀胱炎，糖尿病が最も強い関連要因である[11]．夜間頻尿では，尿意で中途覚醒することによる睡眠維持障害と，そのための日中の倦怠感が出現する[11]．高齢者を対象とした疫学調査において，夜間頻尿があると，睡眠の質的低下および自覚的不眠のリスクが70％以上高まることが報告されている[12]．不眠を引き起こすような夜間頻尿の背景要因としては，多尿，膀胱容量の低下，就寝前の過剰な水分摂取，アルコールやカフェインの摂取，利尿薬使用，うっ血性心不全，前立腺疾患，夜間の ADH 低下と関連した夜間多尿症候群などがある[11)13]．治療としては，夜間頻尿による不眠のある高齢者において，寝床で過ごす時間の短縮や規則的睡眠スケジュールなどの不眠に対する簡易的行動療法が，不眠だけでなく自覚的夜間頻尿を改善することが報告されている[14]．

高齢者において，尿失禁は睡眠の分断を引き起こし，社会機能や QOL に大きな影響を及ぼす．睡眠の分断をもたらすような慢性尿失禁の原因としては過活動性膀胱が多いことが知られている[11]．施設在住老人に対し睡眠ポリグラフ検査（polysomnography：PSG）や携帯型活動量測定装置を用いた研究では，尿失禁に伴って明らかな睡眠分断がみられ，尿失禁の約半分は無呼吸や低呼吸中ないしその1分以内に起こったことが報告されている[15]．SAS における呼吸再開時の腹圧上昇が尿失禁の直接的な引き金になっていることが考えられる．

高度な腎疾患で血液透析を受けている患者では，50〜80％と高頻度に不眠があり，SAS，RLS，PLMD，およびこれらに関連した日中の過剰な眠気が高頻度にみられる[11]．

2）疼痛性疾患

　一般人口における調査では，慢性疼痛患者の半数以上が，疼痛と関連した不眠の訴えをもっていることが報告されている[10]．リウマチ性関節炎では75%に睡眠の問題がみられるという報告がある[16]．慢性疼痛で外来受診した患者について調べた研究では，90%近くに不眠がみられ，不眠は，痛みや抑うつとは独立して，生活機能の障害と関連していた[17]．線維筋痛症においても，80%に夜間不眠がみられることが報告されている[10]．PSGを用いた研究では，中途覚醒の増加や深睡眠の低下などがみられ，これらは中途覚醒，熟眠困難などの睡眠維持困難の訴えに対応する所見と考えられている[18]．線維筋痛症患者においては，痛み，圧痛点の数，圧痛の程度が夜間睡眠の質的悪化と関連するとの報告もある[10]．

　夜間および早朝に頭痛のみられる症例をPSGを用いて検討した研究において，16%にPLMD，14%にSASがみられた[19]．SASでは経鼻持続陽圧療法により治療したところ，すべての症例で頭痛が消失した[19]．夜間や早朝の頭痛をもつ患者では，SASによる二次的な頭痛が多いことがわかる．

3）消化器系疾患

　睡眠中には下部食道括約筋が弛緩し，食道や咽頭喉頭部への胃酸の逆流が起こりやすく，こうした逆流に関連した不眠の訴えが一般人口の約10%にみられる[1]．胃食道逆流症に関連した不眠の訴えとしては，胸焼け，胸部の不快感，呑酸，胃もたれ感，のどの違和感，咳など逆流に直接関連した身体的違和感による中途覚醒や入眠困難で，これら夜間不眠による日中の不調感を伴う[1)20]．こうした睡眠の質的悪化と最も関連するのは，睡眠中の食道における胃酸への曝露時間であり，胃食道逆流症に対するプロトンポンプ阻害薬による胃酸分泌抑制や逆流に対する治療的介入により不眠は改善してくることが指摘されている．胃食道逆流症では，夜間睡眠中の誤嚥が起こりやすく，これにより中途覚醒だけでなく，喘息，慢性気管支炎をきたすことが報告されている[21]．

4）がん

　がん患者においてはその30～50%に不眠がみられ，たとえば治療後の乳がん患者では48%，前立腺がん患者では32%が不眠をもっていることが報告されている[22]．がんの部位と不眠の関連についての検討は多くないが，特異的に睡眠を障害する部位というものは見出されていない[22]．ほとんどの研究でがんの治療後数ヵ月から数年の時点で調査をおこなっているため，調査時期やがんの進行との関連を考慮したうえで不眠とがん部位との関連は明らかでない[22]．

　不眠は進行がんでより頻度が高く，こうした症例においては種々の精神的身体的QOL低下を引き起こすことが知られている[22]．転移のある乳がん患者について調べたところ，63%で不眠がみられたことが報告されている．緩和ケア受診中のがん患者についての調査では，睡眠維持困難が63%，入眠困難が40%にみられたことが報告されている．これらの研究において，不眠に大きく関連するのは精神的な不安や倦怠感であることが報告されている[22)23]．

　がんの治療が不眠に及ぼす影響についての検討がある．外科治療前に56.4%であった不眠が外科治療後には39.5%になったという報告がある．がんと診断された時点で不眠が存在し，外科治療後に不眠の頻度が低下することが示されている[22]．化学療法，放射線療法，ホルモン療法のいずれも睡眠に影響する可能性が考えられる．オピオイドのような鎮痛薬，制吐薬，副腎皮質ホルモンなども睡眠を障害しうる作用をもっている[24]．しかし，これらについて系統的に検討した研究はない．

おわりに

　本稿では，一般的な身体疾患と不眠の関連について考え，代表的身体疾患として，泌尿器系疾患，疼痛性疾患，消化器系疾患，がんにおける不眠についてまとめた．

文　献

1) Parish JM：Sleep-related problems in common medical conditions. *Chest* **135**：563-572, 2009
2) Kamath J, Prpich G, Jillani S：Sleep Disturbances in Patients with Medical Conditions. *Psychiatr Clin North Am* **38**：825-841, 2015
3) Uchiyama M, Inoue Y, Uchimura N *et al*：Clinical significance

and management of insomnia. *Sleep Biol Rhythms* **9**：63-72, 2011
4) Taylor DJ, Mallory LJ, Lichstein KL *et al*：Comorbidity of chronic insomnia with medical problems. *Sleep* **30**：213-218, 2007
5) Reynolds CF 3rd, Redline S：The DSM-V Sleep-Wake Disorders Workgroup and Advisors. The DSM-V sleep-wake disorders nosology：an update and an invitation to the sleep community. *J Clin Sleep Med* **6**：9-10, 2010
6) American Psychiatric Association：*Diagnostic and statistical Manual of Mental Disorders, 5th ed*, American Psychiatric Association, Arlington, 2013
7) 降籏隆二, 今野千聖, 鈴木正泰ほか：一般成人における不眠症状と性差について. 女性心身医学 **19**：103-109, 2014
8) Ancoli-Israel S, Savard J：Sleep and fatigue in cancer patients. In：*Principles and Practice of Sleep Medicine 5th ed*, ed by Kryger MH, Roth T, Dement WC, Elsevier Saunders, Philadelphia, USA, 2010
9) 内山 真：不眠障害. 臨床精神医学 **43**：971-978, 2014
10) 内山 真：痛みと睡眠. ペインクリニック **5**：626-633, 2009
11) Barczi SR, Teodorescu MC：Medical Conditions and Sleep in the Older Adult. In：*Principles and Practice of Sleep Medicine, 6th ed*, ed by Kryger MH, Roth T, Dement WC, Elsevier, Philadelphia, 2017, pp.1487-1494
12) Bliwise DL, Foley DJ, Vitiello MV *et al*：Nocturia and disturbed sleep in the elderly. *Sleep Med* **10**：540-548, 2009
13) Asplund R, Aberg H：Diurnal variation in the levels of antidiuretic hormone in the elderly. *J Intern Med* **229**：131-134, 1991
14) Tyagi S, Resnick NM, Perera S *et al*：Behavioral treatment of insomnia：also effective for nocturia. *J Am Geriatr Soc* **62**：54-60, 2014
15) Bliwise DL, Adelman CL, Ouslander JG：Polysomnographic correlates of spontaneous nocturnal wetness episodes in incontinent geriatric patients. *Sleep* **27**：153-157, 2004
16) Pincus T, Swearingen C, Wolfe F：Toward a multi-dimensional health assessment questionnaire（MDHAQ）：assessment of advanced activities of daily living and psychological status in the patient-friendly health assessment questionnaire format. *Arth Rheum* **42**：2220-2230, 1999
17) McCracken LM, Iverson GL：Disrupted sleep patterns and daily functioning in patients with chronic pain. *Pain Res Manage* **7**：75-79, 2002
18) Moldofsky H：Sleep and pain. *Sleep Med Rev* **5**：387-398, 2001
19) Paiva T, Farinha A, Martins A *et al*：Chronic headaches and sleep disorders. *Arch Intern Med* **157**：1701-1705, 1997
20) Chen CL, Robert JJ, Orr WC：Sleep symptoms and gastroesophageal reflux. *J Clin Castroenterol* **42**：13-17, 2008
21) Cuttitta G, Cibella F, Visconti A *et al*：Spontaneous gastroesophageal reflux and airway patency during the night in adult asthmatics. *Am J Respir Crit Care Med* **161**：177-181, 2000
22) Ancoli-Israel S, Savard J：Sleep and fatigue in cancer patients. In：*Principles and Practice of Sleep Medicine 5th ed*, ed by Kryger MH, Roth T, Dement WC, Elsevier Saunders, Philadelphia, 2010
23) Sela RA, Watanabe S, Nekolaichuk CL：Sleep disturbances in palliative cancer patients attending a pain and symptom control clinic. *Palliat Support Care* **3**：23-31, 2005
24) Moore P, Dimsdale JE：Opioids, sleep, and cancer-related fatigue. *Med Hypotheses* **58**：77-82, 2002

特集　生活習慣病および身体疾患と睡眠

糖尿病と不眠

内村直尚
Uchimura Naohisa
久留米大学医学部神経精神医学講座

Key Words
- 糖尿病
- 不眠
- 睡眠不足
- 生活習慣病

Points
- 糖尿病患者では入眠困難，中途覚醒，早朝覚醒など不眠を呈しやすく，HbA_{1C} との相関を認める．
- 不眠や睡眠不足は耐糖能への直接的な悪影響と肥満の助長を介して糖尿病発症の誘因となる．
- 血糖コントロール不良糖尿病患者では不眠を改善することで HbA_{1C} が低下することより，睡眠療法は糖尿病治療において重要であることが示唆される．

はじめに

近年わが国では，「24時間社会」と言われ，大人から子供まで人々の生活は夜型化し，就寝時刻が遅くなり，それに伴い睡眠時間も短縮している．

事実，成人の約5人に1人が睡眠の問題を抱えており，とくに一般勤労者ではその20～40％に不眠や睡眠の質の悪さといった症状を認めるとされている[1]．勤労者の睡眠の問題は労働生産者性や業務上の安全性の面への影響が大きく，時に重大事故につながる危険性が指摘され，近年社会的関心を集めている．

ところで，睡眠不足は昼間の眠気や全身倦怠感，集中力低下，不安・イライラなど身体的精神的症状を呈するだけではなく，糖尿病，高血圧，脂質異常症などの生活習慣病の誘因や増悪因子となりうる[2,3]．一方，糖尿病や高血圧では不眠が高率にみられ，不眠の原因疾患として考えられている[4-6]．

そこで本稿では睡眠時間および不眠と生活習慣病，とくに糖尿病との関係について概説する．

睡眠時間と生活習慣病

必要な睡眠時間には個人差があるものの，日常の睡眠時間と死亡率の間にはU字型の関係があり，6～7時間の睡眠をとる者の死亡率が最も低く，それ以下でもそれ以上でも死亡率は上昇する[7]．睡眠時間と肥満度（body mass index）のあいだにも，死亡率とよく似た関係がある．すなわち，6～7時間の睡眠をとる者の肥満度が一番低く，睡眠時間がそれより長くても短くても肥満度は上昇する[8]．また，同じ報告のなかで，満腹の信号であるレプチンの血中濃度は睡眠時間が長い者ほど，空腹の信号であるグレリンの血中濃度は睡眠時間が短い者ほど高いことが示されている．

糖尿病の発症リスクも，睡眠時間が7～8時間の者にくらべて6時間以下の者や9時間以上の者では有意に高まると報告されている[9]．また，中年男性では不眠があると糖尿病発症の危険率が高まることも報告されている[10]．これらの事実は，睡眠と食欲やエネルギー代謝のあいだに密接な関係があることを示唆しており，睡眠習慣が食欲や肥満を介して生活習慣病に影響を及ぼすことを示している．

睡眠不足は高血圧の発症を促進する可能性もある．一晩の徹夜は血圧に関する圧受容体反射のセットポイントを約10 mmHg高血圧側にシフトさせる[11]．また，残業をシミュレートして就寝を4時間遅らせると翌日の昼間にもその影響がおよび，血圧は上昇することが示されている[12]．Sukaら[3]は企業の健康診断のデータをもとに，不眠が肥満や喫煙，アルコール摂取などとは独立した高血圧の危険因子であることを報告している．

以上より，睡眠障害，とりわけ不眠，睡眠不足があると生活習慣病の促進因子である糖尿病，高血圧，肥満，脂質異常症のいずれのリスクも高まるといえそうである．したがって，睡眠習慣の改善により生活習慣病の促進因子を改善することでその発症を抑制できる可能性は高い．

生活習慣病と不眠

疾病や障害は逆に睡眠に影響を与え，不眠や熟眠感の欠如をもたらす．高齢者では不眠をもつ者が増えることはよく知られている事実である．しかし，これが加齢そのものを反映するものか，それとも高齢者ではさまざまな心身の疾患が多いことがその原因なのかという点は必ずしも明確ではない．最近の米国の調査[13]によると，まったく病気のない人とくらべ，病気をもつ人では睡眠障害の頻度が2倍になる．4つ以上の病気をもつ人では，睡眠障害の有病率が4倍にも達するとのことである．同調査によると，生活習慣病関連では，肥満は中途覚醒を，心疾患は入眠障害，中途覚醒，早朝覚醒を，脳卒中と糖尿病は昼間の眠気を有意に増加させると報告されている．

以上の報告は，高齢者で睡眠障害をもつ者が多い理由として，加齢そのものというよりは糖尿病などの生活習慣病を含む病気をもつ者が多いことが重要であることを示唆している．いいかえれば，生活習慣病は不眠をもたらす要因であるということになる．

不眠と糖尿病との関係

糖尿病患者では，高血糖や神経障害などに伴う身体的あるいはうつ・不安障害などの精神的要因や睡眠時無呼吸症候群などの合併症のために不眠を高率に認めると考えられている．一方，不眠を呈すると交感神経が優位となり，耐糖能が低下し，血糖が上昇することがわかっている．そこで，われわれは久留米大学病院外来糖尿病患者158名とコントロールとして年齢・性別を一致させた人間ドックおよび検診の結果糖尿病ではない者205名を対象に不眠の実態調査[5]をおこなった．その結果，糖尿病患者ではコントロール群にくらべ有意に不眠を訴える割合が多く，37％を占めていた．不眠のタイプ別頻度では入眠困難19.5％，中途覚醒17.5％，早朝覚醒18.2％で，コントロールに比較しどのタイプの不眠も多くみられた．糖尿病患者の不眠とその関連因子を，年齢，性別，肥満度，血糖コントロール状態（HbA_{1c}），低血糖の有無や頻度・程度，糖尿病罹病期間，糖尿病合併症の有無・程度について検討したところ，HbA_{1c}が上昇するにつれ入眠困難を訴える患者の頻度が段階的に増加し，糖尿病神経障害による下肢の痛み，痺れなどの症状を有する患者で中途覚醒・早朝覚醒を中心とした不眠を高率に認めた．また，入眠困難を呈した外来糖尿病患者で超短時間作用型の睡眠薬を投与し，6ヵ月後に22名のHbA_{1c}の変動を調べた結果，非投与群19名で平均HbA_{1c}が0.12％上昇したのにくらべ，投与群では平均0.47％有意に減少した．HbA_{1c}の低下0.5％を境として，それ以上改善群をResponder群とし，Non-Responder群と比較した場合，Responder群は投与前の平均HbA_{1c}が7.9％と高く，平均HbA_{1c}の低下が0.85％であった（図❶）[14]．すなわち，血糖コントロール不良患者では不眠が代謝状態を増悪させている可能性があり，不眠を改善することで代謝状態も改善し，血糖のコントロールも良好になることが示唆された．

Gottliebら[9]は平均睡眠時間7〜8時間を基準とした場合，平均5時間をきる群では糖尿病の発症リスクが約2.5倍高くなることを報告しており，不眠は糖尿病発症の一因である可能性が示唆されている．糖尿病例が不眠になる原因としては，高血糖による口渇感や夜間頻尿，神経障害による痛みや痺れ，疾患に対する不安感などに加え，糖尿病が発症する生活習慣そのものに不眠も促す共通点（不規則な食事習慣，勤務形態など）があるとも考えられる．一方，不眠が糖尿病の発症を促す機序として，Spiegelら[2)15]が実験的に睡眠不足にした健常人において

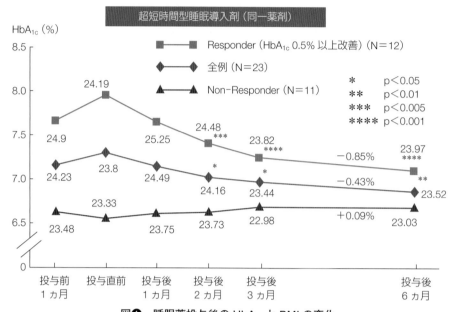

図❶ 睡眠薬投与後の HbA_{1c} と BMI の変化

（内村直尚，2016[14]より引用）

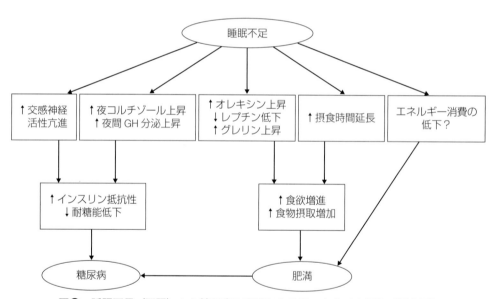

図❷ 睡眠不足（不眠）から糖尿病や肥満になるリスクまでの経路（概念図）

（小路眞護ほか，2009[6]より引用）

インスリン抵抗性が悪化することや，レプチン分泌の低下とグレリン分泌の上昇が認められることを報告しており，耐糖能への直接的な悪影響と肥満の助長を介した間接的な関与が示唆されている．図❷に現在考えられている不眠による糖尿病発症，悪化のメカニズムを示す[6]．

糖尿病治療において食事療法，運動療法の重要性がよく強調されるが，睡眠療法はこれらに匹敵する重要性があると言える．また，睡眠が不足すると昼間の眠気が増し，QOL が低下しやすい（図❸）．さらに前述したように脳に満腹感を伝達するレプチン濃度が減少し，一方，空腹感を引きおこすグレリン濃度が増加し，その結果，食欲が高まるといわれている[15]．すなわち睡眠が不足すると食事療法や運動療法にも支障をきたしてくる．したがって睡眠を十分にとることが直接的にも間接的にも糖

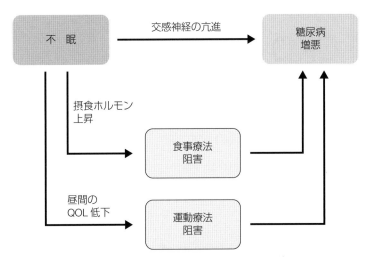

図❸ 不眠が糖尿病を増悪させるメカニズム
（内村直尚，2016[14]）より改変引用）

尿病の治療にもつながってくるのである．

おわりに

　不眠や睡眠不足は，糖尿病の一因になることを述べた．糖尿病はさまざまな疾患の原因となり，食事療法，運動療法のみならず睡眠療法も必要である．日本人は睡眠を軽視しがちであり，深夜遅くまでパソコンやスマートフォンを使用しているために睡眠時間が短くなっている傾向がある．睡眠時間の減少から肥満，さらに糖尿病合併に至るケースが少なくない．わが国の糖尿病患者は約1,000万人いるともいわれ，糖尿病予防にも睡眠時間の十分な確保が大切である．

文　献

1) 土井由利子：日本人の眠りの特徴．こころの科学 **119**：21-25，2005
2) Spiegel K, Leproult R, Van Cauter E：Impact of sleep debt on metabolic and endocrine function. *Lancet* **354**：1435-1439, 1999
3) Suka M, Yoshida K, Sugimori H *et al*：Persistent insomnia is a predictor of hypertension in Japanese male workers. *J Occup Health* **45**：344-350, 2003
4) 田ヶ谷浩邦，内山　真：不眠：身体的な原因による不眠．からだの科学 **215**：36-40，2000
5) 小路眞護，迎　徳範，内村直尚：各臨床科でみられる睡眠障害：糖尿病における睡眠障害．*PROGRESS IN MEDICINE* **24**：987-992, 2004
6) 小路眞護，小路純央：糖尿病．日本臨床 **67**：1525-1531, 2009
7) Kripke DF, Garfinkel L, Wingard DL *et al*：Mortality associated with sleep duration and insomnia. *Arch Gen Psychiatry* **59**：131-136, 2002
8) Taheri S, Lin L, Austin D *et al*：Short sleep duration is associated with reduced leptin, elevated ghrelin, and increased body mass index. *PloS Med* **1**：e62, 2004
9) Gottlieb DJ, Punjabi NM, Newman AB *et al*：Association of sleep time with diabetes mellitus and impaired glucose tolerance. *Arch Intern Med* **165**：863-867, 2005
10) Nilsson PM, Roost M, Engstrom G *et al*：Incidence of diabetes in middle-aged men is related to sleep disturbances. *Diabetes Care* **27**：2464-2469, 2004
11) Ogawa Y, Kanbayashi T, Saito Y *et al*：Total sleep deprivation elevates blood pressure through arterial baroreflex resetting：a study with microneurographic technique. *Sleep* **26**：986-989, 2003
12) Tochikubo O, Ikeda A, Miyajima E *et al*：Effects of insufficient sleep on blood pressure monitored by a new multibiomedical recorder. *Hypertension* **27**：1318-1324, 1996
13) Foley D, Ancoli-Israel S, Britz P *et al*：Sleep disturbance and chronic disease in older adults：results of the 2003 National Sleep Foundation Sleep in America Survey. *J Psychosom Res* **56**：497-502, 2004
14) 内村直尚：糖尿病と不眠・抑うつとのかかわり．月刊糖尿病 **8**：6-14, 2016
15) Spiegel K, Tasali E, Penev P *et al*：Brief Communication：Sleep Curtailment in Healthy Young Men Is Associated with Decreased Leptin Levels, Elevated Ghrelin Levels, and Increased Hunger and Appetite. *Ann Intern Med* **141**：846-850, 2004

特集　生活習慣病および身体疾患と睡眠

CKDと不眠

篠邉龍二郎　小西倫之　塩見利明
SASANABE Ryujiro, KONISHI Noriyuki, SHIOMI Toshiaki
愛知医科大学病院 睡眠科 睡眠医療センター

Key Words
- CKD
- 不眠症
- SAS
- RLS/PLM
- 気分障害

Points
- CKDおよび透析患者での不眠の頻度は，欧米では50～75％，日本でも50～60％と高率である．
- この不眠の原因はさまざまで，うつ，睡眠時無呼吸症候群，レストレスレッグス症候群，周期性四肢運動などがある．
- 不眠だからといって，睡眠薬を投与すると，症状に対してまったく効果がないばかりか，悪化する疾患も含まれるため，問診票や終夜睡眠ポリグラフ検査などで的確に診断し，適切に治療する必要がある．

はじめに

　一般の日本人では，平成27年度国民健康・栄養調査報告[1]によると，何らかの睡眠障害の症状や日中の眠気を感じていないのは，31.5％，昼間の眠気を感じているのは，37.2％で，残りの31.3％が，何らかの睡眠の質に対する訴えを抱えていると思われる．では，睡眠障害は，慢性透析患者を含む慢性腎臓病（chronic kidney disease：CKD）の方々では，どのくらいの割合になるのであろうか．透析患者特有の要因もあると考えられ，高頻度に合併していると思われる．本稿では，その頻度，原因などを記述する．

不眠の頻度

　一般日本人での平成27年度国民健康・栄養調査報告[1]によると，31.3％が，何らかの睡眠の質に対する訴えを抱えていると考えられるが，Liuらの報告では，日本人の対象3,030人に対してのアンケート調査で，不眠は21.4％で，その内訳は，入眠困難が8.3％，睡眠維持困難が15％，早朝覚醒が8％であった[2]．

　一方，CKDおよび透析患者での不眠の頻度は，欧米では50～75％と報告[3]～[6]があるが，わが国では，Nodaらによれば252名の透析患者を対象にした質問票による調査[7]の結果，不眠は59.1％で，その内訳は，入眠困難が47.6％，睡眠維持困難が24.2％，早朝覚醒が28.2％で，また，小池の透析患者330名を対象にした検討[8]では，入眠困難が49.1％，睡眠効率不良が70.3％，睡眠時間短縮が29.7％で，睡眠に何らかの不満をもっている人は50.3％と一般の方にくらべ，透析患者を含むCKD患者では，高率に不眠症を合併している．

睡眠障害の診断フロー

　一般患者でもCKD患者でも，睡眠障害の診断は，図❶[9]のように進めることが望まれる．睡眠に問題がないか質問し，順に，うつ，睡眠時無呼吸症候群（sleep apnea syndrome：SAS），レストレスレッグス症候群（下肢静止不能症候群，restless legs syndrome：RLS），周期性四肢運動（periodic limb movement：PLM）などを診断していくことになるが，正確な診断には，睡眠ポリグラフ検査（polysomnography：PSG）が必要になることがあり，場

■ 特 集　生活習慣病および身体疾患と睡眠

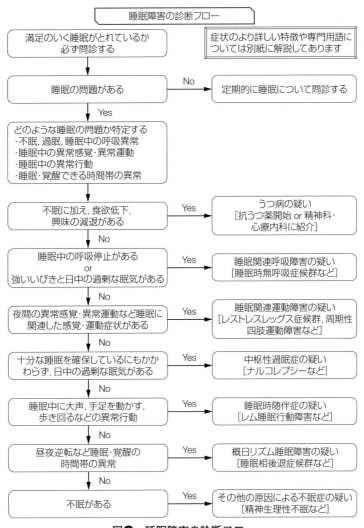

図❶　睡眠障害の診断フロー
（田ヶ谷浩邦ほか，2008[9]）より改変引用）

合によっては，専門医に紹介する必要がある（**図❶**）．

CKD 患者の不眠の要因

　CKD 患者および透析患者の不眠は，日中の眠気や倦怠感を伴い，QOL の低下，うつ症状などを伴い，長期的な予後に悪影響を及ぼすが，その原因としては，腎障害という全身の消耗疾患であり日中の眠気や倦怠感を伴うことから，透析中などに日中に眠ってしまうことで，（睡眠が補われ）本来眠らなければならない時間帯に，眠れないという，入眠困難や早朝覚醒などの不眠をきたすことが考えられる．また，小池[8]によれば，透析患者の 60％に不眠症状があり，SAS が 60％，RLS が 50％，PLM が 10％合併していると報告されており，CKD に合併の多い RLS，PLM，SAS やうつなどの気分障害などにより不眠をきたすことが考えられる．次に気分障害，SAS，RLS，PLM や不眠について概説する．

気分障害

　気分障害・うつは，欧米では 12 ヵ月有病率は 1～8％，生涯有病率は 3～16％で，日本では 12 ヵ月有病率が 1～2％，生涯有病率が 3～7％と欧米より低値であるが，Palmer らのメタアナリシス[10]によれば，CKD にうつ症状が合併する率は，25％前後と高くなる．とくに，透析患者では，日々の透析がいつまでつづくのかという不安な

どが重なり，精神的落ち込みが高率になるためと考えられる．診断フローにしたがって，気分の落ち込みの他に食欲低下や体重減少がみられた場合は，うつやうつ状態を疑い，抗うつ薬の投与をするか，さらに，希死念慮を有する場合や幻覚・妄想などの精神病様症状を認める場合などは，すみやかに精神科・心療内科への紹介が必要となる．

睡眠時無呼吸症候群

SASの罹患率は，一般人口の2～4％といわれている．CKD患者や透析患者では50～70％合併し[8)11)]，SASのなかでCKD患者は30％いると報告[12)]されている．診断には，携帯用無呼吸検査機でのスクリーニング検査やPSGでの精密検査が必要である．一般には閉塞性のSASが大半を占めるが，心不全患者と同様に腎不全患者では，中枢性のSASも混在することが多い．このため，CKDの方では，PSGでの検査をお勧めする．頻回にくり返される無呼吸の後の頻脈や頻呼吸は，脳波上の覚醒反応や覚醒を引き起こす．このため，多くは日中の眠気を訴えるが，なかには中途覚醒も訴えることがある．SAS発症の機序は，尿毒症性毒素の影響，代謝性アシドーシスや尿毒症による低炭酸血症，水分過剰からくる上気道の浮腫や筋トーヌスの低下による上気道狭窄などである．治療の第一選択は，在宅持続陽圧呼吸（continuous positive airway pressure：CPAP）療法であるが，チェーンストークス呼吸が混在するなど病態によっては，Bi-level PAPやadaptive servo ventilation（ASV）などが必要になる場合がある．PAP機器を使用しても，不眠症状がある場合は，筋弛緩作用のないもしくは筋弛緩作用の弱い短時間作用の薬剤を使用する．

レストレスレッグス症候群

RLSは，欧米人の一般人口の2～12％にみられ，アジア人では，1～8％にみられるが，欧米人の透析患者では4～32％，アジア人では，14～25％と高率に合併し，わが国では，12.9％と報告[13)]がある．夕方から入眠時にかけて，脚を動かしたくてたまらない痛いような，痒いような，何とも言えない症状があり，動いていないときに悪化し，体を動かすと症状が軽減することなどから診断するが，とくに夕方から入眠時にかけて症状が悪化することから，入眠障害を訴えることが多い．RLSの診断は，問診でされることが多いが，同様な訴えをするがRLSではなく他の疾患であることがあり，注意を要する．また，PLMを合併することが多いことから，PSGで確認する必要はありそうである．治療は，RLSは透析患者に多い鉄欠乏や貧血が誘因となることから，鉄代謝に注意を要する．また，RLSの治療薬は，ドパミンアゴニストが第一選択薬とされ，プラミペキソールなどがあるが，腎代謝なので，用量に注意が必要である．クロナゼパムも使用する．

周期性四肢運動

PLMは，四肢，特に下肢に5～90秒間隔で周期的に生じる筋収縮で趾関節，足関節，膝関節などの屈曲伸展（蹴飛ばすような動き）を伴う．RLSの80～90％に合併する疾患である．診断は，上記の現象を確認するためPSGを施行する必要がある．周期的に生じる筋収縮および関節の屈曲により，睡眠は周期的に妨げられるため，中途覚醒などの不眠の要因となる．SASに合併することも多い．治療は，厳密には保険適応はないが，RLSと同様な薬物で対処する（図❷）．

不眠

うつ・気分障害，SAS，RLS，PLMなどを除外したうえで，不眠症状があり，日中の生活に支障をきたす場合は，不眠のタイプ（入眠障害，中途覚醒，早朝覚醒，熟眠障害）を把握し，それに合わせ睡眠薬を選ぶことになる．肝代謝の薬物か，腎機能低下を考えて，半減期の短い薬物を選択し，薬剤の効果の遷延に気をつけることが肝要である．

おわりに

CKDおよび透析患者では，不眠の合併は高頻度であ

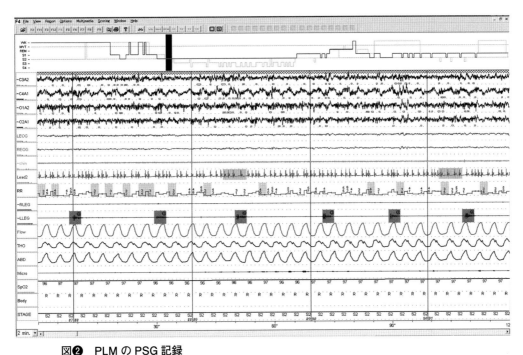

図❷ PLM の PSG 記録
LLEG（左脚の筋電図）に約 20 秒ごとにくり返される脚動が記録されている．

る．この原因はさまざまで，うつ，SAS，RLS，PLM などがある．不眠だからといって，睡眠薬を投与すると，症状に対してまったく効果がないばかりか，悪化する疾患も含まれるため，問診票や PSG などで的確に診断し，適切に治療する必要がある．

文 献

1) 厚生労働省：平成 27 年国民健康・栄養調査結果の概要，www.mhlw.go.jp/file/04-Houdouhappyou-10904750-Kenkoukyoku-Gantaisakukenkouzoushinka/kekkagaiyou.pdf
2) Liu X, Uchiyama M, Kim K et al：Sleep loss and daytime sleepiness in the general adult population of Japan. *Psychiatry Res* **93**：1-11, 2000
3) Maung SC, El Sara A, Chapman C et al：Sleep disorders and chronic kidney disease. *World J Nephrol* **5**：224-233, 2016
4) Iiescu EA, Yeates KE, Holland DC：Quality of sleep in patients with chronic kidney disease. *Nephrol Dial Transplant* **19**：95-99, 2004
5) Sabbatini M, Minale B, Crispo A et al：Insomnia in maintenance haemodialysis patients. *Nephrol Dial Transplant* **17**：852-856, 2002
6) Merlino G, Piani A, Dolso P et al：Sleep disorders in patients with end-stage renal disease undergoing dialysis therapy. *Nephrol Dial Transplant* **21**：184-190, 2006
7) Noda A, Nakai S, Soga T et al：Factors contributing to sleep disturbance and hypnotic drug use in hemodialysis patients. *Intern Med* **45**：1273-1278, 2006
8) 小池茂文：睡眠障害の改善は生命予後を改善する．臨床透析 **33**：1121-1127, 2017
9) 田ヶ谷浩邦，清水徹男：一般医療機関における睡眠障害スクリーニングガイドライン．睡眠医療 **2**：267-270, 2008
10) Palmer S, Vecchio M, Craig JC et al：Prevalence of depression in chronic kidney disease：systematic review and meta-analysis of observational studies. *Kidney Int* **84**：179-191, 2013
11) Sakaguchi Y, Shoji T, Kawabata H et al：High prevalence of obstructive sleep apnea and its association with renal function among nondialysis chronic kidney disease patients in Japan：a cross-sectional study. *Clin J Am Soc Nephrol* **6**：995-1000, 2011
12) Iseki K, Tohyama K, Matsumoto T et al：High Prevalence of chronic kidney disease among patients with sleep related breathing disorder（SRBD）. *Hypertens Res* **31**：249-255, 2008
13) Matsui K, Sasai-Sakuma T, Takahashi M et al：Restless legs syndrome in hemodialysis patients：Prevalence and association to daytime functioning. *Sleep Biol Rhythms* **13**：127-135, 2015

特集　生活習慣病および身体疾患と睡眠

疲労と睡眠障害に伴う健康障害

角谷　学　小山英則
KADOYA Manabu, KOYAMA Hidenori
兵庫医科大学 内科学 糖尿病・内分泌・代謝科

Key Words
- 疲労
- 睡眠障害
- 心脳血管疾患
- 動脈硬化

Points
- 近年，疲労や睡眠障害は生活習慣病や将来の心脳血管疾患発症の新規リスク因子として注目されている．
- 疲労については定量化や神経学的メカニズムの解明，疲労軽減食の検討など幅広い研究がすすんでいる．
- 睡眠障害および自律神経機能障害と動脈硬化との関連について検討がなされている．

はじめに

　将来の心脳血管疾患発症のリスク因子として，高血圧や糖尿病といった古典的因子に代わって近年は疲労や睡眠障害，自律神経機能障害といった新規リスク因子が注目されるようになっている．

　疲労は，過度の肉体的および精神的活動，または疾病によって心身の活動能力・能率が減退した状態であると定義されている[1]．この疲労によって活動能力や能率が低下し，活性酸素や炎症性サイトカインの上昇を伴ってさまざまな機能障害や疾病発症を引き起こすと考えられている．疲労には独特の不快感や休養願望，活動意欲の低下を伴う場合が多く，これを疲労感とよぶが，疲労感はいわゆるバイオアラームとしての機能を有し，休息を促すことで生体の恒常性維持の役割を担っている．睡眠の欲求はこの疲労感のバイオアラームの一種であり，睡眠の確保は疲労感の解消に大変重要である．しかし，現在，日本国民の5人に1人が日常生活に何らかの支障をきたす睡眠障害を有しているとされる．昨今の長時間残業に伴う健康障害やいわゆる過労死の問題などから，過度な疲労とこれに関連した睡眠障害の改善は現代社会の喫緊の課題であると考えられる．

　本稿ではこれまでの知見をもとに疲労と睡眠に伴う健康障害に焦点をあて，将来のさまざまな健康障害に対する両者の新規リスク因子としての可能性について考えてみたい．

疲労と健康障害

　過度の疲労が健康障害の原因となることは以前から指摘されていたが，疲労の蓄積に伴って生じる過労死の問題を学術的に初めて取り上げたのが1978年に上畑が日本産業衛生学会で発表した「過労死に関する研究（第1報）職種の異なる17ケースでの検討」であるとされる．そこから疲労，過労に伴う健康障害の研究が数多く国内外でおこなわれてきた．これらの成果が社会的に活用され，2006年には国から「過重労働による健康障害防止のための総合対策」が策定され，残業時間の制限を設けることで総労働時間を減らし，疲労の軽減につなげることで過労死の発症を予防する対策が講じられた．近年は海外においても長時間の労働は将来の心脳血管疾患や精神疾患発症のリスクとなることが報告されている[2,3]．

■ 特 集　生活習慣病および身体疾患と睡眠

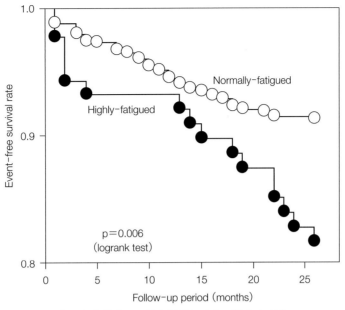

図❶　高疲労群では低疲労群にくらべ死亡率が高い
（Koyama H *et al*, 2010[4]）より引用）

　この長時間労働への取り組みにおいて，疲労の定量化はもっぱら問診票でおこなわれていたが，この定量化した疲労と実際の心脳血管疾患発症との関連を前向きに検討した報告はなされておらず，疲労そのもののリスクとしての評価は不明のままであった．こうしたなかで，2010年にKoyamaらによって，問診表を用いて定量化した高い疲労蓄積状況が将来の心脳血管疾患発症による死亡のリスク因子となることがわが国において初めて報告された（図❶）[4]．この報告によって疲労そのものが健康障害における一つのリスク因子として確立され，そのメカニズムに関する研究が注目されるようになっている．疲労の蓄積がどのようにして心脳血管疾患の発症をきたすのか，そのメカニズムについては，疲労の蓄積に伴って酸化ストレスの増加や炎症反応の惹起，自律神経機能障害を伴うことで血管内皮に何らかの影響がおよび心脳血管疾患発症へつながることが想定されているが依然として不明なことも多い．現在，日本疲労学会が中心となって，HHV-6を用いた疲労の定量化の試み[5]や神経学的メカニズムの解明，疲労軽減食の検討など幅広い研究がすすんでおり，疲労に伴う健康障害への新たな対策についての提案が期待されている[6]．

睡眠の問題と健康障害

　短時間睡眠が将来の心脳血管疾患発症のリスク因子となることは以前から指摘されていた．先述の「過重労働による健康障害防止のための総合対策」における残業時間の制約においては労働者に6時間の睡眠時間を確保させるといった側面も有している．睡眠障害は疲労の蓄積につながるばかりか，糖尿病発症や病態の悪化，動脈硬化進展のリスク因子となることも報告されている．このような点に着目し，われわれは，睡眠や疲労，自律神経機能障害を含めた新規のリスク因子と動脈硬化や心脳血管疾患との関連についての前向きコホート研究（Hyogo-Sleep-Cardio-Autonomic-Atherosclerosis Study：HSCAA Study）を2010年から開始し，さまざまな知見を学術誌に多数発表している．そのなかで，睡眠時無呼吸の指標であるAHI（apnea-hypopnea index）やアクチグラフを用いた他覚的睡眠指標である睡眠効率と頸動脈エコーによって求めたmaxIMTやplaque scoreといった動脈硬化サロゲートマーカーとの有意な関係を報告している（図❷）[7]．これらの関係では同時に自律神経機能障害とIMTとの関係も見出されており，睡眠障害に伴って生じた自律神経機能障害と動脈硬化との関連を示唆している．睡眠の質の低下に伴う動脈硬化進展においては疲労と同様，酸

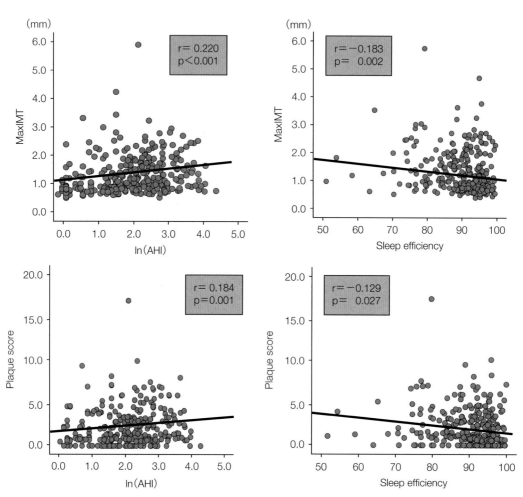

図❷ 睡眠時無呼吸や睡眠効率の低下は動脈硬化と関連する

(Kadoya M et al, 2015[7]より引用)

化ストレスや炎症反応惹起に伴う血管内皮障害の可能性が示唆されているが詳細なメカニズムはいまだ明らかにされていない．

おわりに

慢性疲労症候群の患者における検討からも，疲労と睡眠の関係は非常に密接である．これまでのさまざまな知見から，良好な睡眠の確保は疲労の軽減，加えて将来の健康障害の予防につながる可能性が示唆されている．そのため，高血圧や糖尿病といった生活習慣病の今後の発症予防対策においては，これら両者の状況の把握といった観点での診療も重要ではないかと考えられる．疲労と睡眠の問題がどのようなメカニズムで生活習慣病や将来の心脳血管疾患発症に関与するのか，またどのように定量化し，介入をいかに実行していくか，といった課題について今後の更なる研究成果が待たれるところである．

文献

1) 石井　聡，田中雅彰，山野恵美ほか：脳磁図による疲労の神経メカニズムの研究．日本疲労学会誌 11：1-6, 2016
2) Kivimäki M, Jokela M, Nyberg ST et al：Long working hours and risk of coronary heart disease and stroke：a systematic review and meta-analysis of published and unpublished data for 603,838 individuals. Lancet 386：1739-1746, 2015
3) Conway SH, Pompeii LA, Roberts RE et al：Dose-Response Relation Between Work Hours and Cardiovascular Disease Risk：Findings From the Panel Study of Income Dynamics. J Occup Environ Med 58：221-226, 2016
4) Koyama H, Fukuda S, Shoji T et al：Fatigue is a predictor for cardiovascular outcomes in patients undergoing hemodialysis. Clin J Am Soc Nephrol 5：659-666, 2010
5) 近藤一博：「疲労とストレス；似て非なるもの」分子機構

から判った疲労の正体と今後の研究展望. 日本疲労学会誌 13：47, 2017
6) 渡邊恭良, 水野 敬, 佐々木章宏ほか：抗疲労日本食の開発とヒト対象試験における効果. 日本疲労学会誌 13：33, 2017
7) Kadoya M, Koyama H, Kurajoh M *et al*：Sleep, cardiac autonomic function, and carotid atherosclerosis in patients with cardiovascular risks：HSCAA study. *Atherosclerosis* **238**：409-414, 2015

特集　生活習慣病および身体疾患と睡眠

骨粗鬆症と不眠

栗山長門[1]　山田真介[2]　稲葉雅章[2]　尾﨑悦子[1]
八木田和弘[3]　石井好二郎[4]　伊藤　洋[5]　松井大輔[1]
小山晃英[1]　渡邉　功[1]　渡邊能行[1]

KURIYAMA Nagato, YAMADA Shinsuke, INABA Masaaki, OZAKI Etsuko,
YAGITA Kazuhiro, ISHII Kojiro, ITO Hiroshi, MATSUI Daisuke,
KOYAMA Teruhide, WATANABE Isao, WATANABE Yoshiyuki

1) 京都府立医科大学大学院医学研究科　地域保健医療疫学
2) 大阪市立大学大学院医学研究科　代謝内分泌病態内科学
3) 京都府立医科大学大学院医学研究科　統合生理学部門
4) 同志社大学　スポーツ健康科学部
5) 東京慈恵会医科大学葛飾医療センター

Key Words
- 不眠・短時間睡眠
- 骨粗鬆症
- 交感神経活動
- レプチン

Points
- 睡眠不足に関する健康問題は，骨量低下・骨代謝異常と密接に関連している．
- レプチン-交感神経系を介しての皮質骨系の骨量調節の存在が報告されている．
- 短時間睡眠の状態では，ホルモン分泌異常，レプチン-交感神経系活性化による骨代謝障害，睡眠薬使用による転倒リスク増加，ヒト骨における体内時計の乱れなどが潜在的に存在している．
- 今後，医療側における骨粗鬆症と不眠への対応は，これら新しい生理メカニズムを含めて総合的に考慮する必要が生じてきている．

はじめに

　24時間型のライフスタイルが浸透している現代社会において，睡眠不足は，生体リズムがくずれ，個人の身体的・精神的な健康状態に影響を及ぼすとされる[1]．近年の研究により，短時間睡眠や不眠自体が，心身に大きな悪影響を及ぼすリスクであり，適切な医療的・公衆衛生的な対応が必要であることが明らかになっている[2]．具体的には，短時間睡眠や睡眠障害の弊害として，自律神経系や内分泌系への医学的影響，高齢者の転倒による骨折リスクが増大することなどが報告されている．睡眠障害は，従来，肥満者における睡眠時無呼吸症候群での報告が多かったが，わが国の睡眠時無呼吸症候群の患者の1/4～1/3は非肥満であり，肥満の有無にかかわらず，睡眠障害が独立した問題であることが注目されている[3]．このように，短時間睡眠や睡眠障害は，新しい生活習慣のリスク因子としてとらえる必要が出てきている．

　睡眠は，身体活動（筋量）低下や体重（筋＆脂肪）変動，代謝異常（糖尿病など）といった生活習慣病と密接に関連していることは広く知られている[4]．一方，骨粗鬆症も，生活習慣病と密な疾患関連性があることが知られており，結果として，生活習慣としての短時間睡眠・不眠と，骨量・骨代謝との関連が注目されている[2]．これまでに発刊されたガイドライン[1)4)]にも，①睡眠障害は，骨折リスクに関連する生活習慣であること，②睡眠障害自体が，概日リズム障害・交感神経緊張などを介して，生活習慣病の発症，および骨粗鬆症やそれに基づく骨折リスクと密接に関連していること，③睡眠時間の減少もしくは睡眠の質が悪いと，代謝酵素の異常や慢性炎症を起こしやすくなり，骨代謝にさまざまな悪影響を及ぼしうることが記載されている．このように，24時間ライフスタイルの現代社会において，ともに増加中の睡眠障害と骨粗鬆症のあいだには連関があるとされ，この2疾患をつなぐ生理的メカニズムを探求・理解することは

重要である．しかし，これまでに，この点に焦点を絞った総説や報告は多くない．今回，短時間睡眠・不眠と骨代謝，骨量低下に注目して，現時点で提唱されているいくつかの新たなメカニズムを，自験報告を含め概説する．

睡眠と代謝を介した骨量調節機構

ホルモン分泌を介した睡眠と骨代謝に関しては，以前の特集[5]（2010年）でも取り上げられている．たとえば，成長ホルモン（growth hormone：GH）は，徐派睡眠により刺激されるため，夜間の強制覚醒により，GH分泌は抑制され，骨芽細胞の増殖を促すインスリン様成長因子1（insulin-like growth factor-1：IGF-1）が上昇し，骨粗鬆症の発症に関与している[6]．また，睡眠障害は，糖代謝に関与しており，糖尿病[7]や肥満[8]につながりやすいことが知られている．とくに，糖尿病患者では，REM睡眠潜時の短縮を伴う睡眠障害が多く，心血管イベントリスク上昇をもたらす[7]．一方，糖尿病は，骨折の有意な危険因子となることがメタ解析などでも示されており，睡眠障害を有する糖尿病患者は，とくに骨粗鬆症合併に注意を要する[9][10]．

その他にも，睡眠と骨代謝を結びつける病態の背景に，不眠によるインスリン抵抗性の惹起[11]，TNF-α低下[12]，コルチゾール高値[13][14]，炎症性サイトカインIL-6高値[12][14]などを呈するメカニズムが提唱されており，これらが骨代謝異常を惹起しうることが知られている（図❶）．今後，これらの血中マーカーが，真に睡眠と骨代謝連関のサロゲートマーカーになりうるか，これらのマーカー指標をどのように用いていくのか，検診の現場，生活習慣病の治療，そして骨粗鬆症の予防の観点から，総合的な予防・治療指針の作成が望まれる．

睡眠と骨量-レプチン-交感神経系の連関に関して

骨粗鬆症と不眠の新しい連関を考えるうえで，交感神経系-レプチン系を介して，睡眠不足が骨代謝に及ぼす影響に関して，われわれが得た新しい知見を含めて紹介する．

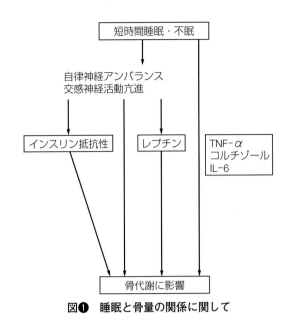

図❶　睡眠と骨量の関係に関して

1）睡眠と骨量-レプチン-交感神経系（基礎的な研究からの報告）

2012年，動物実験において，短時間睡眠そのものが，circadian rhythmを障害し，骨代謝において，直接的な負の因子であることが報告された[15]．Eversonら[15]によると，ラットを慢性的な短時間睡眠下にさらすと，インスリン代謝異常以外に，交感神経系の持続的な活性化が誘発され，同時に，骨吸収マーカーである血中TRACP-5bの上昇をもたらし，最終的に体幹骨の皮質骨厚（bone cortical thickness）が非薄化することが報告されている（図❶）．逆に，交感神経活動を遮断すると骨形成が促進されること[16]，β交感神経遮断が骨折治療に有効であること[17]などが報告されており，短時間睡眠および不眠症で亢進する交感神経活動と骨代謝のあいだには，直接的で密接な関連があることが明らかとなっている．興味深いことに，この交感神経系を介する骨形成調節は，レプチンによる作用であることが相次いで明らかにされ，レプチン-交感神経系による骨量調節メカニズムが注目されている[18]〜[22]．

骨と交感神経の密接な生理学メカニズムについては，近年，他にも，さまざまな基礎実験の報告がなされている．具体的には，交感神経系を持続的に活性化させると，骨吸収が亢進し，骨量の減少を惹起すること[20][21]，骨芽細胞の近傍に交感神経系の神経終末が接着・隣接して分

布していることが多い[23]ため，交感神経系活動が，何らかの原因で刺激されると，骨芽細胞内の CREB（cAMP response element-binding protein）のリン酸化が抑制され，骨形成が低下するメカニズムが存在することが明らかとなった[24]．また，ヒトの交感神経系に作用する beta2-adrenergic receptors（Adrb2）を介しても，骨形成がコントロールされていること[21]も明らかとなってきており，骨代謝を考える際に，交感神経による神経性調節が重要であることは自明となりつつある．

一方，睡眠習慣に関しては，上記の骨指標や血液マーカー変動に加え，レプチンの関連が注目されている．睡眠障害は，摂食を調整するグレリンやレプチン代謝を変化させることが知られている．レプチンは，脂肪細胞が分泌するサイトカインの1つであるが，脳内のレプチン受容体への中枢性 feedback 機構があるとされる[25][26]．レプチン欠損マウスでは，体幹骨の骨量増加と，心拍や血圧が不安定化する交感神経活動の低下がみられ，これらのマウスにレプチンを脳室内投与すると，上記の異常が正常化することも報告されている[27]．これらの報告をもとに，骨研究の新知見として，レプチン-交感神経系という新しい骨代謝調整システムが存在するとの報告が相次いでなされている[19][21][22][28]．このように，レプチン介在性の交感神経系と関係しうる骨代謝の新たなメカニズムが提唱されたことから，短時間睡眠および不眠症と，骨量-レプチン-交感神経系の連関の存在が注目されるようになってきている．

2）睡眠障害と骨代謝（ヒトにおける臨床研究からの報告）

上記のごとく，基礎研究で，レプチン-交感神経系活動および骨量（とくに皮質骨）の関連が見出され，睡眠障害との関連が提唱されたことから，現代の生活習慣とされる短時間睡眠習慣が，交感神経の過緊張をもたらし，レプチン介在性の交感神経-皮質骨の骨量調節に何らかの悪影響を及ぼす可能性が想定される．そこで，今回，われわれは，短時間睡眠群に注目し，正常睡眠群と比較することにより，骨量低下，およびレプチン値の変動，交感神経活動亢進などが関係しているか検討した[29]．

本研究の対象者は，地域一般住人の壮年層における検診受診者223名（男98名，女125名，54.5±7.1歳）とした．これら対象者を，1日睡眠時間が6時間未満群（short sleep：短時間睡眠 SS 群），睡眠時間6時間以上群（normal sleep：正常睡眠 NS 群）の2群に分けて，超音波パルス透過法による骨量・骨密度測定値，骨代謝関連マーカー（骨形成マーカー：BAP，骨吸収マーカー：TRACP-5b），血中レプチン値，心拍変動解析について比較検討した．骨量測定には，超音波骨密度計（LD-100, OYO Electric 社）を用いて，非加重骨（橈骨遠位端）での骨密度（mg/cm^3），皮質骨厚（mm）を測定した．自律神経活動の評価には，短時間心電図 R-R 間隔変動解析（きりつ名人，Crosswell 社）を用いて，心拍数の周期的なゆらぎについて，心拍変動パワースペクトル解析をおこない，以下の周波数成分を求めた．得られた周波数成分を用いて，高周波成分（HF：0.20～0.40 Hz），および低周波成分 LF（0.05～0.15 Hz）/HF 比に分けてデータ収集し，『自律神経機能検査第5版』[30]および従来の報告[31]〜[33]に基づき，前者を副交感神経指標，後者を交感神経指標として用いた．

その結果，短時間睡眠 SS 群で，NS 群にくらべて有意に低値であったのは，皮質骨厚，逆に有意に高値であったのは血中 TRACP-5b 値とレプチン値であった．これは，短時間睡眠状態の動物などを用いた基礎実験の結果[15][16][18]に合致するものであった．自律神経活動については，短時間睡眠 SS 群は，LF/HF 比（＝交感神経指標）が有意に高値であり，交感神経活動の持続的亢進が示唆された．また，皮質骨-レプチン-交感神経系のあいだに，直接的な関係があるかどうか検討したところ，皮質骨厚，血中レプチンと交感神経指標の3者のあいだには，密接な関連が確認できた．海綿骨骨密度に関しては，同様の傾向は認めなかった．以上より，ヒトにおける短時間睡眠では，レプチン-交感神経系を介しての皮質骨系の骨量調節の存在が示唆された．図❷にその概念を示す．本研究の成果は，病的不眠症や睡眠時無呼吸症候群についての検討はおこなわなかったが，一般人における適切な睡眠時間の確保が，骨老化予防につながる新たなメカニズムを明らかにした点で興味深い．今後，更なる大規模研究を経て，これらの検査方法を，睡眠障害と骨粗鬆症双方の早期予防・早期治療に臨床応用できる可能

■ 特集　生活習慣病および身体疾患と睡眠

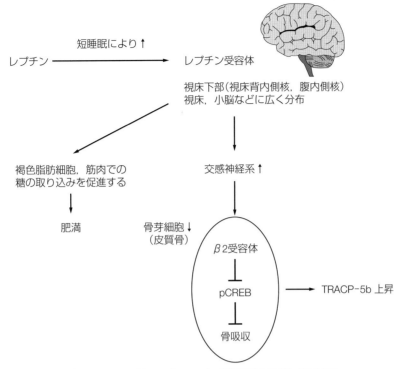

図❷　睡眠と骨量-レプチン-交感神経系の連関（概念図）

性が期待される．

睡眠と骨粗鬆症に関するその他の話題

1）睡眠薬と転倒リスク

睡眠薬の使用は，高齢患者における転倒や骨折の潜在的な危険因子であり，直接的な関連性が示唆されている[34]．2015年，わが国における睡眠薬と骨折発生との直接的な関連について示すデータが発表された．田宮ら[35]は，認知症の入院患者における睡眠薬と骨折が関連しているか検討するため，全国入院患者データベースを用いた症例対照研究で検討した結果，院内骨折のオッズ比が，短時間型ベンゾジアゼピン系睡眠薬使用時には調整オッズ比が1.43（1.19〜1.73），超短時間型非ベンゾジアゼピン系睡眠薬使用時には調整オッズ比が1.66（1.37〜2.01）と，睡眠薬使用患者で院内骨折リスクが高くなる結果であり，睡眠薬と骨折リスクの関連が証明された．米国での先行研究でも，非ベンゾジアゼピン系睡眠薬が，高齢者の股関節骨折患者で多く使用されていると報告されている[36]．これらの結果から，今後，高齢者におけ

る睡眠薬は，筋弛緩作用が弱い薬剤やメラトニン受容体作動薬，漢方薬の使用が第1選択として推奨される．日常臨床において，高齢者における不眠の訴えは多く，骨折予防の観点も考慮して，より適切な睡眠薬使用が臨まれる．

2）ヒト骨における体内時計と睡眠

2017年のノーベル医学生理学賞は，概日リズムを制御する時計遺伝子の機能を解明した米国の3氏に与えられた．これを契機としてcircadian rhythm（概日リズム）とさまざまな疾患との関連がさらに注目されている．最近の研究から，骨・軟骨組織自体にも概日リズムを制御する体内時計が存在することがわかってきた．八木田らのグループ[37)38)]は，マウス大腿骨器官培養系の発光イメージングシステムを利用して，骨端軟骨などの骨・軟骨組織および骨折治癒過程における骨修復部において体内時計の明瞭な約24時間周期のリズムがみられることを報告している．

ヒト骨において，体内時計があるということは，睡眠障害もしくは短時間睡眠といった生活習慣が，骨体内時

計の障害をもたらし，結果として，1次的な骨代謝障害をもたらす可能性がある．グローバル化が進んだ24時間社会である現在，不規則な睡眠環境下では，骨体内時計の乱れが，骨粗鬆症そのもののリスクになる可能性も考えられ，今後，睡眠と骨代謝の連関について，骨の体内時計の観点から，基礎・臨床研究が進むことが期待されている．

おわりに

睡眠障害は，従来からいわれてきたふらつきや注意力低下による骨折リスク以外に，ホルモン代謝を介した骨量調節への影響，レプチン-交感神経-骨量調整系の異常，体内時計の乱れによる骨代謝異常など，新しい要因による骨代謝異常のメカニズムが次々と明らかとなりつつある．近年，日本骨粗鬆症学会などの関連学会でも，睡眠と骨の連関がトピックスとして取り上げられるようになってきており，睡眠障害と骨代謝異常の新しい関連の解明が，不眠と骨粗鬆症両面からの予防啓発活動につながることが期待される．

不眠が，骨代謝にも直接的な悪影響を及ぼしていることが明らかとなった今，短時間睡眠や不眠症患者への積極的かつ適切な治療は，不眠によるQOL増悪を改善するだけでなく，骨粗鬆症の進展予防治療の1つとして位置づけられ，より広い視点から不眠治療に当たるように医療側の認識も変える必要があると思われる．

文　献

1) 日本骨粗鬆症学会 生活習慣病における骨折リスク評価委員会：生活習慣病骨折リスクに関する診療ガイド，ライフサイエンス社，東京，2010，pp.2-6
2) Swanson CM, Shea SA, Stone KL et al：Obstructive sleep apnea and metabolic bone disease：insights into the relationship between bone and sleep. *J Bone Miner Res* **30**：199-211, 2015
3) 榊原博樹，松下兼弘，佐々木文彦：睡眠時無呼吸症候群の疫学．日本臨牀 **58**：1575-1586，東京，2000
4) 日本循環器学会等合同研究班：循環器領域における睡眠呼吸障害の診断・治療に関するガイドライン．*Circulation Journal* **74** Suppl Ⅱ：49-50，2010
5) 岡崎　亮：睡眠障害と骨代謝異常．ねむりと医療 **3**：18-21，2010
6) Wüster C, Abs R, Bengtsson BA et al：The influence of growth hormone deficiency, growth hormone replacement therapy, and other aspects of hypopituitarism on fracture rate and bone mineral density. *J Bone Miner Res* **16**：398-405, 2001
7) Yoda K, Inaba M, Hamamoto K et al：Association between poor glycemic control, impaired sleep quality, and increased arterial thickening in type 2 diabetic patients. *PLoS One* **10**：e0122521, 2015
8) Morselli L, Leproult R, Balbo M et al：Role of sleep duration in the regulation of glucose metabolism and appetite. *Best Pract Res Clin Endocrinol Metab* **24**：687-702, 2010
9) Vestergaard P：Discrepancies in bone mineral density and fracture risk in patients with type 1 and type 2 diabetes-a meta-analysis. *Osteoporos Int* **18**：427-444, 2007
10) Yamamoto M et al：Diabetic patients have an increased risk of vertebral fractures independent of BMD or diabetic complications. *J Bone Miner Res* **24**：702-709, 2009
11) Schwartz AV et al：Association of BMD and FRAX score with risk of fracture in older adults with type 2 diabetes. *JAMA* **305**：2184-2192, 2011
12) Vgontzas AN, Zoumakis M, Papanicolaou DA et al：Chronic insomnia is associated with a shift of interleukin-6 and tumor necrosis factor secretion from nighttime to daytime. *Metabolism* **51**：887-892, 2002
13) Molfino A, Aversa Z, Muscaritoli M：Cortisol and the muscle-bone axis. *Osteoporos Int* **25**：2331-2332, 2014
14) Vgontzas AN, Zoumakis M, Bixler EO et al：Impaired nighttime sleep in healthy old versus young adults is associated with elevated plasma interleukin-6 and cortisol levels：physiologic and therapeutic implications. *J Clin Endocrinol Metab* **88**：2087-2095, 2003
15) Everson CA, Folley AE, Toth JM：Chronically inadequate sleep results in abnormal bone formation and abnormal bone marrow in rats. *Exp Biol Med* **237**：1101-1119, 2012
16) Elefteriou F：Neuronal signaling and the regulation of bone remodeling. *Cell Mol Life Sci* **62**：2339-2349, 2005
17) Graham S, Hammond-Jones D, Gamie Z et al：The effect of beta-blockers on bone metabolism as potential drugs under investigation for osteoporosis and fracture healing. *Expert Opin Investig Drugs* **17**：1281-1299, 2008
18) Karsenty G, Ducy P：The hypothalamic control of bone mass, implication for the treatment of osteoporosis. *Ann Endocrinol* **67**：123, 2006
19) Karsenty G：Convergence between bone and energy homeostases：leptin regulation of bone mass. *Cell Metab* **4**：341-348, 2006
20) Takeda S, Elefteriou F, Levasseur R et al：Leptin regulates bone formation via the sympathetic nervous system. *Cell* **111**：305-317, 2002
21) Elefteriou F, Ahn JD, Takeda S et al：Leptin regulation of bone resorption by the sympathetic nervous system and CART.

Nature **434**:514-520, 2005
22) Elefteriou F, Takeda S, Ebihara K *et al*:Serum leptin level is a regulator of bone mass. *Proc Natl Acad Sci U S A* **101**:3258-3263, 2004
23) 竹田　秀:脳による骨の調節. 日本内科学会雑誌 **99**:1928-1933, 東京, 2010
24) Kajimura D, Hinoi E, Ferron M *et al*:Genetic determination of the cellular basis of the sympathetic regulation of bone mass accrual. *J Exp Med* **208**:841-851, 2011
25) Vaisse C, Halaas JL, Horvath CM *et al*:Leptin activation of Stat3 in the hypothalamus of wild-type and ob/ob mice but not db/db mice. *Nat Genet* **14**:95-97, 1996
26) Yuan CS, Attele AS, Dey L *et al*:Gastric effects of cholecystokinin and its interaction with leptin on brainstem neuronal activity in neonatal rats. *J Pharmacol Exp Ther* **295**:177-182, 2000
27) Ducy P, Amling M, Takeda S *et al*:Leptin inhibits bone formation through a hypothalamic relay:a central control of bone mass. *Cell* **100**:197-207, 2000
28) Takeda S, Karsenty G:Molecular bases of the sympathetic regulation of bone mass. *Bone* **42**:837-840, 2008
29) Kuriyama N, Inaba M, Ozaki E *et al*:Association between loss of bone mass due to short sleep and leptin-sympathetic nervous system activity. *Arch Gerontol Geriatr* **70**:201-208, 2017
30) 丹羽文俊, 栗山長門:短時間心電図 RR 間隔変動. 自律神経機能検査第5版, 日本自律神経学会編, 文光堂, 東京, 2015, pp.185-189
31) Kuriyama N, Niwa F, Watanabe Y *et al*:Evaluation of autonomic malfunction in HTLV-1 associated myelopathy (HAM). *Auton Neurosci* **150**:131-135, 2009
32) Kuriyama N, Mizuno T, Niwa F *et al*:Autonomic nervous dysfunction during acute cerebral infarction. *Neurol Res* **32**:821-827, 2010
33) Kuriyama N, Tokuda T, Kondo M *et al*:Evaluation of autonomic malfunction in idiopathic normal pressure hydrocephalus. *Clin Auton Res* **18**:213-220, 2008
34) 睡眠障害の診断・治療ガイドライン研究会, 内山真編:睡眠障害の対応と治療ガイドライン 第2版. じほう, 東京, 2012年
35) Tamiya H, Yasunaga H, Matusi H *et al*:Hypnotics and the Occurrence of Bone Fractures in Hospitalized Dementia Patients:A Matched Case-Control Study Using a National Inpatient Database. *PLoS One* **10**:e0129366, 2015
36) Berry SD, Lee Y, Cai S *et al*:Nonbenzodiazepine sleep medication use and hip fractures in nursing home residents. *JAMA Intern Med* **173**:754-761, 2013
37) Okubo N, Fujiwara H, Minami Y *et al*:Prolonged bioluminescence monitoring in mouse ex vivo bone culture revealed persistent circadian rhythms in articular cartilages and growth plates. *PLoS One* **8**:e78306, 2013
38) Kunimoto T, Okubo N, Minami Y *et al*:A PTH-responsive circadian clock operates in ex vivo mouse femur fracture healing site. *Sci Rep* **6**:22409, 2016

特集　生活習慣病および身体疾患と睡眠

COPDと不眠

陳　和夫
CHIN Kazuo
京都大学大学院医学研究科呼吸管理睡眠制御学講座

Key Words
- 睡眠呼吸障害
- 睡眠時無呼吸
- オーバーラップ(overlap)症候群

Points
- 慢性閉塞性肺疾患（COPD）患者の不眠の頻度は一般人にくらべ高いとされる．
- 睡眠時無呼吸，その他の睡眠呼吸障害がCOPD患者の不眠の原因になることも多い．
- COPDと睡眠時無呼吸の合併はoverlap症候群とされるが，overlap症候群において，睡眠時無呼吸の治療を行わないと予後悪化を招く．

はじめに

　慢性閉塞性肺疾患（chronic obstructive pulmonary disease：COPD）は呼吸疾患のなかでわが国および世界的にも頻度の高い疾患である．世界各国の有病率はおよそ10％位とされ，今後数十年間は，人口の高齢化や高喫煙率の国々のため世界の患者数は増加するとされている[1]．わが国においても厚生労働省による医療諸統計ではその有病率は0.2〜0.4％となるが，住民調査による大規模なCOPD疫学調査，NICE study（Nippon COPD Epidemiology Study）の結果では40歳以上の有病率は8.6％とされ，欧米と同等とされる．厚生労働省の医療諸統計とNICE studyの有病率の差には診断されていない潜在的なCOPDが多くいると考えられている[1]．

　慢性不眠（insomnia）は睡眠障害国際分類第3版（International Classification of Sleep Disorders 3rd ed：ICSD-3）によると全人口の10％であり，一過性の不眠は30％から35％に及ぶとされている[2]．このように両病態とも頻度の高い病態なので，両病態の合併も診療上考慮することは大変重要と考えられる．

COPDと不眠

　COPDの診断基準は，①気管支拡張薬投与後のスパイロメトリーで1秒率（FEV1/FVC）が70％未満であること，②他の気流閉塞をきたしうる疾患を除外することになっている[1]．

　COPD患者は一般人にくらべ不眠の頻度は高いとされている．睡眠効率については変化ないとの報告と落ちているとの報告がある．最近の報告ではCOPD患者の27.3％に日中の何らかの症状と不眠があったと報告されている[3]．

　COPDの最大の要因は喫煙であり，禁煙が最も重要な治療であるが，さまざまな指導，投薬などをおこなっても喫煙を継続するCOPD患者も存在する．禁煙が実行されても病状の進行がみられることも多く，徐々に機能低下を招き，低酸素血症さらに病状が進めば高二酸化炭素血症を伴うことになる．COPDの臨床症状として，咳，痰，呼吸困難などがある．実際，わが国における在宅酸素療法，在宅マスク人工呼吸（非侵襲的陽圧換気：noninvasive positive pressure ventilation, NPPV）療法の最も頻度の高い疾患はCOPDである．COPDに睡眠障害の合併

表❶　COPD患者の不眠の原因となりうる要因

・咳，痰，呼吸困難などの呼吸器症状
・ニコチンの影響
・ニコチン切れの影響
・呼吸仕事量増加
・低酸素
・交感神経機能の亢進
・COPDに合併している不安感とうつ状態
・COPDに合併している睡眠呼吸障害やrestless legs syndromeの影響
・テオフィリンなどの薬剤の影響

（Budhiraja R *et al*, 2015[5])より引用，著者訳）

をみることがある．COPDに閉塞性睡眠時無呼吸（obstructive sleep apnea：OSA）の合併はoverlap症候群とよばれ，OSAの治療をおこなわないと増悪が多く，予後が悪いとされている[4]．また，COPD患者に投与される治療薬，とくに，テオフィリンは睡眠障害，不眠の原因になるとされている．

このような背景のもと，COPD患者は表❶に示されるような要因で不眠になる可能性があるとされている[5]．睡眠呼吸障害としては頻度的にはOSAの合併が多いが，日中に高二酸化炭素血症を認める重症例ではREM睡眠期を中心に重篤となる睡眠関連低換気も不眠の原因となる[3]．

1）自験例の検討[6]

平均年齢43.9±8.2歳（平均±標準偏差）男性，303名の睡眠呼吸障害，睡眠時間，睡眠潜時（sleep latency），睡眠効率（sleep efficiency），睡眠分断指数（sleep fragmentation index），睡眠中の平均活動性（average activity）をアクチグラフとタイプ3簡易モニター（酸素飽和度計，呼吸運動，いびき音，圧力センサー）で測定したところ，図❶の結果を得た．睡眠呼吸障害が測定1時間あたり5回以上あったときに睡眠呼吸障害（sleep disordered breathing：SDB）ありとした．コントロールに比較してCOPDでは測定1時間当たりの睡眠呼吸障害数が有意に多く，測定時間中の平均酸素飽和度，最低酸素飽和度が有意に低かった．さらに睡眠潜時が有意に長く，睡眠効率が落ち，睡眠分断指数が有意に増加して，睡眠中の平均活動性が増加していた．しかしながら，測定1時間当たりの睡眠呼吸障害数で補正したところ，測定時間中の平均酸素飽和度，最低酸素飽和度，睡眠効率，睡眠分断指数の有意差は消失した．自験例の結果ではCOPD患者の睡眠障害にはSDBの関連が大きかった．

2）COPDの不眠に対する対応

COPDの不眠に対しては表❶にみられるようなその原因に対応することが重要である．すなわち，禁煙を徹底的におこない，咳，痰などに対しては十分な薬物療法をおこない，あわせて，薬物療法による呼吸機能の改善にも期待する．包括的なリハビリテーションは呼吸困難の軽減に有効であり，COPD関連の不安感，うつ状態の改善にも有効であるとされている．また，適切な呼吸法の取得により，呼吸仕事量の軽減も図ることができ，日中の運動療法をおこなうことにより睡眠状態への移行にも好影響を与えると考えられる．

夜間睡眠中のCOPD患者の低酸素血症に対する酸素投与は，低酸素刺激を解除することによる分時換気量の低下と呼吸に伴うAuto-PEEPの予防，夜間の低酸素に関連する覚醒の軽減，低酸素に伴う肺動脈圧の上昇の軽減，不安やうつ傾向の軽減，低酸素血症に伴う交感神経活動亢進の抑制などの効果が考えられる[5]．なお，低酸素はSDBによっても誘導され，さらにSDBにより覚醒も誘導されるので，SDBの種類より持続陽圧（continuous positive airway pressure：CPAP）療法，NPPV療法を適切におこない，睡眠時無呼吸，睡眠関連低換気の治療をおこなうことにより夜間の血液ガスの状態を安定化させることは重要である．

これらの対処をおこなっても，不眠が継続する場合，睡眠薬の投与も考えられるが，睡眠薬はSDBを悪化さ

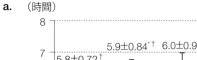
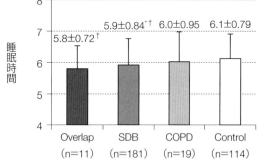
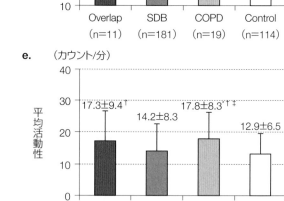
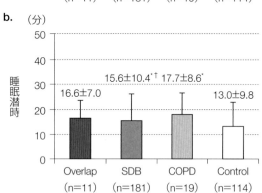
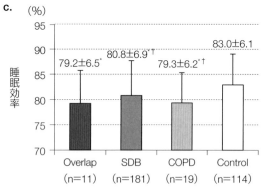

図❶ COPD, 睡眠呼吸障害(SDB)患者, overlap症候群(SDB＋COPD)およびコントロールの各種睡眠パラメータの比較
コントロールに対して：*$p<0.05$, 年齢, BMI補正後コントロールに対して：†$p<0.05$, 呼吸障害指数で補正後：‡$p<0.05$で有意．

(Azuma M et al, 2014[6]より引用)

ることがあるので，注意が必要であり，やむなく使用時にはSDBの治療も同時におこなうことが望ましい．また，一般的に睡眠呼吸障害を全体としては悪化させない睡眠薬でも個々の症例にあってはSDBを大きく増やすことがあり[7]，注意が必要である．

文献

1) 日本呼吸器学会COPDガイドライン第4版作成委員会編：COPD(慢性閉塞性肺疾患)診断と治療のためのガイドライン第4版，メディカルレビュー社，東京，2013
2) American Academy of Sleep Medicine：*International Classification of Sleep Disorders 3rd ed*, American Academy of Sleep Medicine, Darien, IL, 2014
3) Budhiraja R, Parthasarathy S, Budhiraja P et al：Insomnia in patients with COPD. *Sleep* **35**：369-375, 2012
4) Marin JM, Soriano JB, Carrizo SJ et al：Outcomes in patients with chronic obstructive pulmonary disease and obstructive sleep apnea：the overlap syndrome. *Am J Respir Crit Care Med* **182**：325-331, 2010
5) Budhiraja R, Siddiqi TA, Quan SF：Sleep disorders in chronic

obstructive pulmonary disease: etiology, impact, and management. *J Clin Sleep Med* 11: 259-270, 2015
6) Azuma M, Chin K, Yoshimura C *et al*: Associations among chronic obstructive pulmonary disease and sleep-disordered breathing in an urban male working population in Japan. *Respiration* 88: 234-243, 2014
7) Sun H, Palcza J, Card D *et al*: Effects of Suvorexant, an Orexin Receptor Antagonist, on Respiration during Sleep In Patients with Obstructive Sleep Apnea. *J Clin Sleep Med* 12: 9-17, 2016

2型糖尿病治療の新展開
～SGLT2阻害薬登場による新たな可能性～

■編集　加来　浩平
　　　　（川崎医科大学内科学特任教授）

■仕様　B6判／並製本／120頁
■定価　（本体 2,600 円＋税）
　　　　ISBN：978-4-88407-959-8

●主要目次●

PART 1　ナトリウム依存性グルコース輸送体（SGLT）の基礎を知る
1. 生体内のグルコース輸送体は2種類
2. SGLT のアイソフォームとその分布・はたらき　　…ほか

PART 2　SGLT2 阻害薬の開発の経緯をみる
1. SGLT2 阻害薬の親化合物はフロリジン
2. 第一世代 SGLT2 阻害薬は選択性の低さから開発が中止　　…ほか

PART 3　SGLT2 阻害薬の基礎データをみる
1. 腎臓はグルコース代謝を担う重要な臓器
2. 2型糖尿病患者では近位尿細管からのグルコース再吸収の閾値が上昇　　…ほか

PART 4　SGLT2 阻害薬の臨床データをみる
1. SGLT2 阻害薬の尿糖排泄・血糖降下作用
2. 体重減少作用　　…ほか

PART 5　SGLT2 阻害薬の特徴を知る
1. SGLT2 阻害薬の血糖降下薬としての特徴
2. SGLT2 阻害薬が体重，血圧，血清脂質に及ぼす影響　　…ほか

PART 6　2型糖尿病治療における SGLT2 阻害薬の位置づけを探る
1. 第一選択薬としての可能性を探る
2. 併用療法の可能性を探る
3. SGLT2 阻害薬のベネフィットを展望する

PART 7　SGLT2 阻害薬に関する臨床応用 Q & A

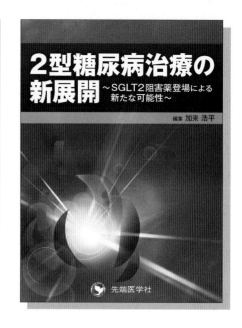

糖尿病患者数の増加に伴い，その合併症の抑制が大きな課題となっている．近年のインクレチン関連薬の登場をはじめ，作用機序が異なる新規血糖降下薬の登場は，2型糖尿病の薬物療法の選択肢を広げてきたが，2014 年春以降，新たな作用機序を有する SGLT2 阻害薬が登場する．本薬は腎近位尿細管起始部に発現する SGLT2 活性を選択的に阻害し，尿中グルコース排泄を促進することで血糖を降下させる．本書は SGLT2 阻害薬の特徴や臨床データから，2型糖尿病薬物治療での可能性まで，さまざまな角度から解説する．糖尿病診療に携わる医療者必携の一冊．

株式会社　先端医学社

〒103-0007 東京都中央区日本橋浜町 2-17-8 浜町平和ビル
TEL 03-3667-5656（代）/FAX 03-3667-5657
http://www.sentan.com

わたしのカルテから

睡眠てんかん学（Sleep Epileptology）の重要性

千葉　茂　吉原慎佑　吉澤門土
CHIBA Shigeru, YOSHIHARA Shinsuke, YOSHIZAWA Mondo

旭川医科大学医学部精神医学講座

はじめに

「睡眠てんかん学（Sleep Epileptology）」[1)]は，睡眠医学とてんかん学の相互の関連性に焦点を当てた学問領域であり，近年，急速に発展してきた[2)]．

てんかんは，てんかん発作（脳神経細胞のてんかん性発射による）を主徴とする慢性の脳疾患である[3)]．てんかんは医療の現場でしばしば遭遇する疾患であり，その85歳までの累積罹病危険率は4.4％と高い[4)]．

てんかん発作の起こりかたを睡眠・覚醒の側面からみると，①睡眠てんかん（sleep epilepsy：発作は睡眠中，とくに入眠直後の2時間以内または起床直前の2時間以内に起こりやすい），②覚醒てんかん（awakening epilepsy：発作は，とくに朝の覚醒直後2時間以内におこりやすい），および③汎発性てんかん（diffuse epilepsy：発作は，睡眠・覚醒リズムに関係なく睡眠と覚醒のいずれの状態でも起こる）に分類される[5)]．また，これら3型がてんかん全体に占める割合はそれぞれ44％，33％，23％と報告されており，てんかん発作は睡眠中に起こりやすいといえる[5)]．しかし，睡眠中のてんかん発作を見出すのは容易ではない[5)]．

ここに提示するのは，小児科から当科にキャリーオーバーとして紹介された症候性局在関連てんかんの症例である（文献1と6で一部報告されている）．本症例は，当科初診までの2年間にわたって発作が消失した状態（seizure freedom）にあるとみなされていた．しかし，当科で施行されたVideo-Polysomnography（V-PSG）によって，夜間睡眠中に非けいれん性てんかん重積（Non-convulsive Status Epilepticus：NCSE）とsubclinical seizureが出現していることが明らかになった．本稿では，その診断プロセスを辿ることによって，睡眠という視点からてんかんを診療することの重要性について述べる．

症例提示

症例は24歳男性（IQ49，作業所に通所中）．母親と二人暮らし．15歳時に全身けいれんが出現，某総合病院小児科で症候性局在関連てんかん（右）と診断されて抗てんかん薬による薬物療法が開始されたが，その後も複雑部分発作や全身けいれんが月単位の頻度で出現していた．22歳時，それまでの抗てんかん薬（バルプロ酸ナトリウム1,200 mg/日，クロバザム20 mg/日）に，レベチラセタムを2,000 mg/日まで追加・漸増した結果，すべての発作が消失したと思われた．24歳時，上記小児科から当科に宛てられた紹介状によれば，本症例は2年間にわたって発作が消失した状態（seizure freedom）に至っており，通常脳波検査におけるてんかん性発射もみられなかった．なお，最終発作は，2年前（22歳時）の夜間睡眠中に起きた全身けいれん発作であった．

初診時の面接で，複雑部分発作（CPS）の残存を確認するために，理解できないような行動の有無について尋ねた．母親によれば，約3ヵ月前に，いつもは作業所からの帰りのバスを降りると数十メートル先の自宅にまっすぐ到着するのに，降車したあとに家路とは異なる方向に歩いていくという短時間の行動（全健忘を残した）がみられた．

筆者らは，この行動は複雑部分発作と関連しうるこ

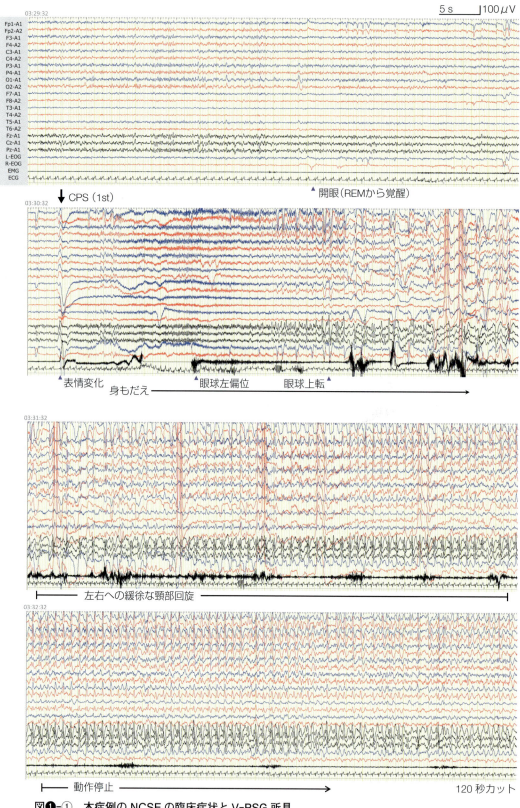

図❶-① 本症例の NCSE の臨床症状と V-PSG 所見
第1回目 CPS の発作前，発作時，および第2回目 CPS への移行を示す．（Sens 10 μV/mm，TC 0.1，HF 15 Hz）

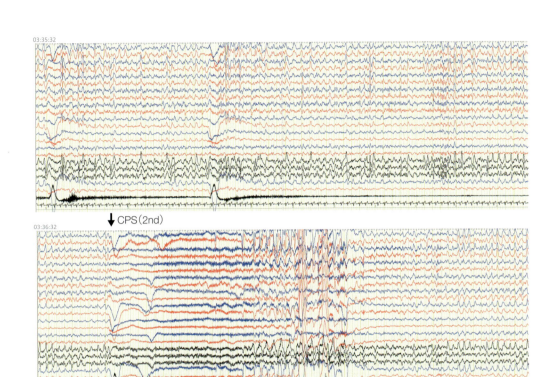

図❶-②

と，および，夜間睡眠中のけいれん発作の既往があることを踏まえ，終夜V-PSGを施行した．すなわち，夜間睡眠中のてんかん発作が見逃されている可能性があると考えたのである．

その結果，早朝のREM睡眠から出現する約30分間のNCSEがとらえられた．このNCSEでは，持続2〜7分の複雑部分発作（症状は，口周囲の強直性表情変化→身もだえるような行動自動症と左への眼球偏位→左右への頸部回旋→動作停止と推移する）が，間断なく10回連続して出現した．また，各複雑部分発作におけるてんかん性発射は，右側の前頭-側頭部焦点の律動性棘波から開始して全般性律動性棘徐波へと変化するパタンを示した．図❶（①，②）に，本症例でみられたNCSEのV-PSG所見の一部を示す．

一方，本症例ではノンレム睡眠（とくにN2）において分単位で頻発するsubclinical seizureがとらえられた．これは，右側前頭・側頭部優位に数秒間連続する6〜16 Hzの律動性多棘徐波に随伴して，心拍数の変動（数秒間増加した後，数十秒間減少），中枢性呼吸停止（平均4〜5秒），および，軽微な運動症状（手指や眼瞼の動きなど）が出現するものであった．このような発作現象は，Sudden Unexpected Death in Epilepsyにつながる可能性がある．

なお，血液生化学検査や脳MRI検査などに異常所見はなかった．

考察

本症例は，てんかん発作が消失しているseizure freedomの状態にあるとみなされていた．しかし，当科初診時，日中の複雑部分発作を示唆する行動エピソードが聴取されたこと，および，睡眠中のけいれん発作の既往があることから，睡眠中にてんかん発作が生じている可能性があると考え，終夜V-PSGを施行した．その結果，①NCSE，および，②頻発するsubclinical seizure，がとらえられた．

てんかん治療のゴールの主軸は，seizure freedomに到達することである[7]．

そのためには，医師は，患者が示す発作症状をすべて掌握したうえで，これらの発作症状に対する薬物療法をおこなうべきである．本症例のように，未知の発作が見出された場合，治療者には，それまでの治療パラダイム

表❶ 睡眠中のてんかん発作─面接のポイント

主観症状（患者からの情報）
・主訴がある場合
　　具体的に聴取する
　　　例：眠れない，寝入り端や朝方に覚醒しやすいなど
　　　　　ベッドからの転落，受傷，寝相の悪さ（敷布の乱れ）など
　　その経時的変化に注意する
　　　例：「朝方，睡眠中に吐き気が出てきてちょっと目が覚めて・・・気が付いたらベッドから転落していた．
　　　　　転落するときはいつもこの順序で症状が出る．」
・主訴がない場合，発作を示唆する情報を積極的に収集する
　　起床時，以下の自覚症状があるか
　　　尿失禁，口唇・頬粘膜の咬傷，寝間着や寝具の血液付着，寝具の乱れ，筋肉痛，頭痛，溢血斑（顔面・頸部），手掌の皮疹（強く把握した際の爪痕）など．
客観症状（ベッドパートナーなど周囲からの情報）
・目撃者に面会する（面会できなくても電話で情報収集する）
　　発作の日時・場所，なぜ気づいたか（例：発声，もの音など）など患者の発作症状を模倣してもらうとよい
・発作症状の携帯電話による撮影記録はあるか（なければ依頼する）
・睡眠中の常同性・反復性のある行動を尋ねる
　　呼吸停止，ぴくつき，寝言，発声，歯ぎしり，咀嚼，表情変化，寝相の悪さなど

（文献5より引用）

に関する反省と変更が迫られることになる．

さて，睡眠中のてんかん発作は，覚醒時の場合と比較して，主観的にも客観的にも気づかれにくい[5]．その主たる理由として，睡眠中の発作は①日常生活への影響が少ないので放置されやすい，②自覚症状に乏しい（睡眠から生じるために症状を自覚できない），③ベッドパートナーからの他覚症状に乏しい（とくにパートナーが眠っていれば，発声や激しい動き以外の発作には気づかない），などがあげられる[5]．

したがって，睡眠てんかんの発作について面接する際には，積極的に情報を集めるべきである（表❶）[5]．また，夜間睡眠中に発作がみられた既往がある症例に対しては，睡眠中のてんかん発作のスクリーニングのために積極的にV-PSGを施行すべきであろう．

本症例で示されたように，睡眠中のてんかん発作はしばしば見逃されているため，今後，睡眠てんかん学の視点がますます重要になると考えられる．

文　献

1) 千葉　茂：「Sleep Epileptology（睡眠てんかん学）」の提唱．てんかん研究 34：601-602, 2017
2) 千葉　茂（編著）：睡眠とてんかん．その密接な関連性．ライフ・サイエンス，東京，2015
3) 千葉　茂：てんかん．標準精神医学 第6版，野村総一郎，樋口輝彦（監），尾崎紀夫，朝田　隆，村井俊哉（編），医学書院，東京，2015，pp.453-472
4) Neligan A, Hauser WA, Sander JW：The epidemiology of the epilepsies. In：*Handbook of Clinical Neurology Volume 107. Epilepsy Part* I：*Basic principles and Diagnosis.* Aminoff MJ, Boller F, Swaab D（Series Editors）. Stefan H, Theodore WH（Volume Editors）, Elsevier, Amsterdam, The Netherland, 2012, pp.113-143
5) 千葉　茂：睡眠時随伴症．睡眠関連てんかんをめぐって．別冊・医学のあゆみ，睡眠障害診療29のエッセンス，伊藤　洋，小曽根基裕（編），医歯薬出版株式会社，東京，2017，pp.132-138
6) 吉原慎佑，吉澤門土，白田朱香ほか：症候性局在関連てんかんの1例における夜間睡眠中のてんかん性発射と心拍・呼吸の関連性について．てんかん研究 34：354, 2016
7) 千葉　茂：てんかんの薬物療法．精神科 30：147-152, 2017

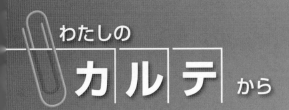

ナルコレプシーの典型例と非典型例

粥川裕平*,**　北島剛司§
KAYUKAWA Yuhei, KITAJIMA Tsuyoshi

*かゆかわクリニック
**名古屋工業大学名誉教授
§藤田保健衛生大学医学部精神神経科学講座

はじめに

過眠症の代表的疾患であるナルコレプシーは19世紀後半にフランスで記載されてから100年以上経っても本態は謎のままであった．日中の覚醒維持が困難な病であるナルコレプシーは，1998年櫻井・柳沢らによるオレキシンの発見により巨大な展開をみた．日々の臨床では，過眠を主訴とする患者のなかでナルコレプシーの頻度は最も低い．ナルコレプシーを発症した人々は，学校や職場で「根性なし」，「怠け者」といった差別や偏見にも晒されている．交通事故や労災の危険もあり，加えて違法薬物と類似の呼び名の薬を使用することも負い目になっている．これほど大変な疾病なのに自立支援法の対象となっていない．

症例呈示

学校教員や職場の上司の勧めで受診するケースが増えている．過眠の訴えで受診した際に，診断はエップワース眠気尺度（Epworth Sleepiness Scale：ESS）も含めた子細な問診，反復睡眠潜時検査（multiple sleep latency test：MSLT），睡眠ポリグラフ検査（polysomnography：PSG）などの睡眠医学的ならびに電気生理学的検査，脳脊髄液中（CSF）オレキシン測定などにより総合的になされる．その大半は睡眠不足症候群でナルコレプシーと確定されるのは10％に満たない．症例を呈示する．

1）症例1　27歳　男性

主訴：日中の耐えがたい眠気．

現病歴：高校の頃から日中の耐えがたい眠気（excessive daytime sleepiness：EDS）があった．4年前からEDSがひどくなり，居眠り事故6回と事故傾性となった．睡眠麻痺，入眠時幻覚，情動脱力発作はない．肥満，小下顎，いびきなどは認めない．

a．検査所見

①PSGでSOREMP（sleep onset REM period）（レム潜時は1分）を認めた．％REMが35％と多く，SWS（slow wave sleep）が1％と少ないが，S2は50％と正常で，SEI（sleep efficiency index）も0.965と良好であった．閉塞性睡眠時無呼吸症候群（obstructive sleep apnea syndrome：OSAS）は認めなかった．

②MSLTにて，入眠潜時は2.5分で4回ともSOREMPを認めた．このことから，Narcolepsy without cataplexy（タイプ2ナルコレプシー）と診断され，モダフィニル100 mgを処方された後，当院に紹介受診となった．

b．睡眠医学的所見

①平日の睡眠は2300 h～0500 hの6時間，週末は2300 h～0800 hの9時間とのことで，慢性的睡眠負債（睡眠不足）があることが明らかとなった．

②仕事は交代勤務で夜勤は1800 h～0500 hで月8回，日勤は0715 h～1800 hで月8～10回という生活が5年以上続いており，夜勤明けの午前からの休息，睡眠は0600 h～1100 hの5時間程度だが上手く取れない．

c．治療

①日勤の後，また夜勤の後に十分な睡眠を確保する．

②平日と週末の睡眠時間に差がないように平日の睡眠をしっかり取る．

③昼寝，休憩時間の仮眠を15分取ること．
④起床後にモダフィニル（100）1錠を服用する．

d．経過

治療開始後半年が経過し，睡眠不足だと日中の眠気を強く感じる．職場の理解で夜勤は月2回に減らしてもらって良かったと語る．しかし，「夜寝るのはもったいない，ネットやスマホに夢中になり睡眠を減らしていたのも事実だ」と若者らしい本音も吐露した．

e．考察

MSLT所見からはタイプ2ナルコレプシーと診断される症例だが，睡眠不足症候群＋交代勤務障害の可能性も否定できない．モダフィニル100 mgの処方をしばらく続けて，交通事故，労災などを防ぎながら，睡眠衛生指導を続けている．

2）症例2　19歳　男性

主訴：日中の耐えがたい眠気，笑ったりすると顎の力が抜ける．

現病歴：中3の終わり頃に，EDSや情動脱力発作が出現するようになり，小児科でナルコレプシーと診断された．睡眠は2300 h～0600 hまで7時間はとっているが，熟睡して疲れが取れるというところまではいかない．高校を卒業してから，午後4時間だけのバイトをスーパーマーケットでしている．

a．検査所見

PSGでは，SEIは1.00と良好で，睡眠時無呼吸症候群も認めなかった．MSLTで4回とも2.5分の入眠潜時でSOREMPを4/4認めた．

b．経過

メチルフェニデート50 mg，デュロキセチン30 mg，モダフィニル100 mgを処方されたものの，ESSは19点と高く，日中の眠気は改善しないということで当院を紹介された．在宅の簡易睡眠呼吸障害検査を施行したところ，呼吸障害指数（respiratory disturbance index：RDI）20.5と中程度の睡眠呼吸障害を認めた．

c．治療

①1日9時間以上夜間睡眠を取ること
②中程度の睡眠呼吸障害にマウスピースを使用して軽減を図ること
③仕事に入る前に昼食後昼寝を15分取ること
④メチルフェニデート，デュロキセチンなどを引き続き利用すること
の4点を治療方針とした．

d．経過

毎日2200 h～0930 hの11時間半の睡眠をとるようになってから，大分良い感じで，日中の眠気もなくなり，仕事も集中できるようになった．睡眠医学的診断は，long sleeperのタイプ1ナルコレプシーとなる．

3）症例3　40歳代　男性

主訴：日中過眠，脱力発作，入眠時幻覚，出眠時幻覚，対話性幻聴．

現病歴：X-11年（大学4年時）うつ病と診断され1年休学後，大学を卒業し企業に就職．麻雀の最中，役満をあがって情動脱力発作が出現．総合病院でナルコレプシー（疑い）と診断され，メチルフェニデート30 mg，クロミプラミン30 mgを処方された．ナルコレプシーであることを就職面接で告げて転職したが，日中過眠や情動脱力発作が顕著なため失業した．

a．睡眠医学的検査所見

HLA haplotypeはDR2，DQB1いずれもpositiveで，CSFオレキシンは40 pg/m*l* 以下の低値であった．その所見を，図❶にわかりやすく示した．DR2，DQB1は染色体6番の短腕に位置し[1]，100％陽性がナルコレプシーの必要条件であるとされている．ナルコレプシーのCSFオレキシンを世界で最初に報告したNishino[2]は，相当の比率でオレキシンが110 pg/m*l* 以下であることを示した．西野の許可を得て図❷にCSFオレキシン低値を視覚化した．

b．診断

図❸に示されるPSG所見によりSASと診断された．またCSFオレキシンは40 pg/m*l* 以下でHLA haplotypeのDR2/DRB1*1501（＋），DQB1*0602（＋）の所見からオレキシン欠乏を伴うナルコレプシー，「思っていることが声になって現れそれに対して返事が3人から返ってくる」などの思考化声と対話性幻聴に加え「踵を何かが這いずり回るような体感幻覚」などの陽性症状から統合失調症と3つの疾患診断がなされた．

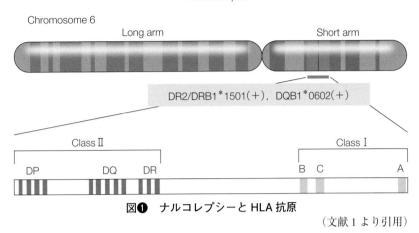

図❶ ナルコレプシーとHLA抗原

（文献1より引用）

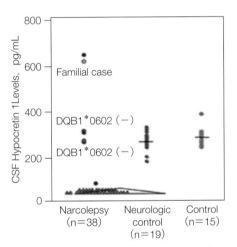
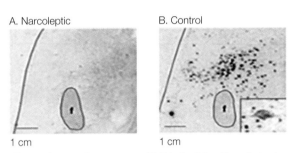

図❷ ナルコレプシーとCSFオレキシン

（Nishino S, 2007[2]）より引用）

c．治療

ナルコレプシーにモダフィニル300 mg，ペモリン100 mg，カタプレキシーにデュロキセチン30 mg，統合失調症にアリピプラゾール9 mgを処方．SASに対してはCPAP療法の睡眠精神医学的治療と身体合併症の肥満の専門的管理をおこなっている．

d．小括

Gelineau型の典型的なナルコレプシーで統合失調症を併発し，SAS，肥満などの合併もみられた本症例の治療は奏効している．ナルコレプシーで入眠・出眠時幻覚にとどまらず日中覚醒時の幻覚・妄想を呈する場合は統合失調症の合併を考慮すべきである．

考察

ナルコレプシーで通院している患者の受診間隔は学業や仕事を考慮して設定されている．1錠700円もするモダフィニル錠を1日3錠服用すると1年で24万円の自己負担になる．高額な薬でも自立支援法の対象となるてんかん患者と異なって，ナルコレプシー患者の経済的負担が大きい．高額なモダフィニルの代替にメチルフェニデートやペモリンを希望する患者も少なくない．ナルコレプシー診療では医療経済学も重要なポイントだ．ところでナルコレプシー診療において，典型例（中核群）と非典型例（辺縁群）の二分法は有用だろうか．Gelineau型を中核群，カタプレキシーを伴わないナルコレプシーを辺縁群とする見方もあるが，オレキシン欠損の有無で

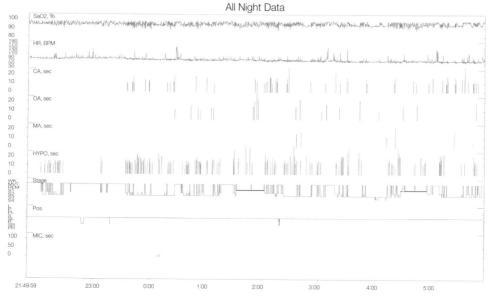

図❸ 睡眠ポリグラフ所見
20041030-31 PSG（Alice Ⅲ）．SEI：64%，REM：16.9%，S1：18.5%，S2：63.3%，S3：1.3%，S4：0%．
Apnea：86（CSA61，OSA20，Mixed5），Hypopnea：170，AHI：49.1，lowest SpO$_2$：86%，under 90% SpO$_2$：0.64%．

典型と非典型を識別できるのか．オレキシンとEDSやカタプレキシーという表現型（現象論）のあいだに一元論的な関連があるのか，すべてが解明されてはいないようだ．

以下，若干の考察を進める．

1）ナルコレプシー診断の陥穽—MSLT所見だけに依拠するナルコレプシー診断

MSLTで入眠潜時が8分以内，SOREMPが2回以上あれば，タイプ2ナルコレプシーと診断される．しかし，ICSD-2[3]では，「MSLTでは，8分未満の平均潜時，典型的には5分未満の平均潜時，そして複数のSOREMPが確認される．最近のメタ解析で，ナルコレプシー患者の平均睡眠潜時は3.1±2.9分と示されている．しかし，驚くことに，情動脱力発作を伴うナルコレプシー患者の15%程度，とくに36歳を超える患者（25%）はMSLTの結果は正常，または，境界値（8分以上の睡眠潜時か，SOREMPが1回のみ）であることのほうが多い」と述べ，ICSD-3[4]では，「MSLT中に複数のSOREMPを認めることは，平均睡眠潜時が8分以下であることよりもナルコレプシーに特異的な所見である．ただしSOREMPは睡眠不足や，概日リズム障害（睡眠・覚醒相後退障害や交代勤務障害を含む），睡眠関連呼吸障害，時には健常者にもみられる場合がある．患者の病歴と日中の眠気の訴えに照らして，MSLTの結果を慎重に解釈するべきである」と指摘している（下線筆者）．MSLT所見だけでタイプ2ナルコレプシーと診断するのは不十分である．過眠症の子細な問診[5]はナルコレプシー診療では不可欠である．

2）オレキシン欠損（欠乏）を伴うナルコレプシーの診断

1998年，櫻井・柳沢によるオレキシンの発見は，ナルコレプシー研究に一大革新をもたらした．ナルコレプシーの病態解明は100年以上の歳月を経て，症状論（眠気，情動脱力発作など）から実体論（PSGやMSLT所見），そしてオレキシン神経系の異常（本質論）へと達したのである[6]．

1999年西野らはナルコレプシー患者の90%にCSFオレキシン低値と報告したが，その後70%に下方修正された（personal communication）．Orexin deficient narcolepsyを典型例とする考えもありうるが，ICSD-3[4]は，「未解決事項と今後の課題」の項で，「情動脱力発作を伴うナルコ

レプシー患者の10%はCSF中のヒポクレチン（オレキシン）-1濃度が正常である．これはCSF濃度が脳内ヒポクレチン神経伝達を完全には反映していない，あるいは情動脱力発作を伴うナルコレプシーはヒポクレチン欠乏とは別の要因によって生じうることを示唆する．自己免疫が介在する機序が疑われているが，ヒポクレチン細胞が破壊される原因は未解明のままである．ヒポクレチン-1の濃度が被験者の血中で測定できるとの報告もなされている．ヒポクレチン欠乏を確定する血清を用いた検査法の開発がなされれば，侵襲性がより低い診断方法となろう」と述べている（下線筆者）．

3）ナルコレプシーと統合失調症について

ナルコレプシーの入眠時幻覚や出眠時幻覚は古くから記載され，PSGでSOREMPの出現との関連が注目されていた．症例3のように，統合失調症とナルコレプシーの併存例に遭遇した場合はどのように考えるのか．臺は「ナルコレプシーの幻覚が長期にわたって強く持続すると妄想的発展を現す」[7]と指摘している．Huangら[8]は，「ナルコレプシー研究の進歩にもかかわらずナルコレプシーと精神病との相関についてアンフェタミン関連精神病反応以外有用な知見はなかった．ナルコレプシー単独，統合失調症単独の2群を対照にして，ナルコレプシー＋統合失調症群の年齢と性別をマッチさせた児童の群について比較対照研究をおこなった．ナルコレプシー発症時のBMIと体重およびDQB1*03：01/06：02抗原の高頻度の出現が，後に統合失調症を発症するナルコレプシー・カタプレキシーの児童において唯一有意差が認められた」と報告している．Douglassら[9]は，「65例の入院統合失調症と56例の正常対照群の比較研究で，統合失調症群にナルコレプシー関連抗原（NAA）が過剰か否かを検討した．統合失調症群では，対照群にくらべて3.89倍のNAAがみられた．nocturnal PSG 9例，daytime PSG 7例の検査により，2例が真性ナルコレプシーと診断された．ナルコレプシーの治療により，その2例の精神病症状は改善した．NAA（＋）とNAA（－）の統合失調症を比較すると，NAA（＋）群では，BPRS得点が有意に高く，より入院傾向が強かった．ナルコレプシーと統合失調症の併存もありうる」と指摘している．

4）ナルコレプシーと精神賦活薬および抗うつ薬

不眠に対しては大胆に睡眠薬・鎮静薬を処方するのに，幻覚の誘発を危惧して精神賦活薬の処方を逡巡する専門医は少なくない．一方，ナルコレプシー患者を装う薬物依存が社会問題となってリタリン流通管理委員会が作動している．ナルコレプシー患者ではリタリン依存はみられない．現在のところ，ナルコレプシーの眠気に対する治療薬は，モダフィニル，メチルフェニデート，ペモリンの3種類にとどまっているが，その用量も過眠や社会生活障害の重症度によって異なってくる．ICSD-2以後消えた過眠の重症度判定基準[5]も忘れてはいけない．MSLTとESSをあわせたこの基準は精神賦活薬の用量設定の際に有用である．ナルコレプシーのカタプレキシーに対しては，イミプラミン，クロミプラミンが長年用いられてきたが，最近ではデュロキセチンが推奨されている．ナルコレプシー患者では，EDSよりもカタプレキシーのほうが辛いと，デュロキセチンだけを服用しているケースもある．

まとめ

ナルコレプシーは，持続的な覚醒および睡眠の維持が困難な慢性神経疾患で，その臨床症状は，EDS単独か，レム睡眠関連症状（情動脱力発作，入眠時/出眠時幻覚，睡眠麻痺＝金縛り）および，夜間の不眠である．情動脱力発作を伴うナルコレプシーは特殊な遺伝的素因をもった人で，70%では視床下部におけるオレキシン神経細胞の破壊によるCSF中のオレキシン減少を伴う．情動脱力発作を伴わないタイプ2ナルコレプシーの場合はCSF中のオレキシンは正常か測定されていない．しかし情動脱力発作の判定は容易ではない．

このささやかな小論で呈示した症例は，どこでもおこなわれているナルコレプシーとその辺縁の病態の臨床の一端である．文献を読まない昨今の風潮に鑑みて日本睡眠学会はナルコレプシーの知が凝集された診断・治療ガイドライン[10)11]を公開している．平易な市民向けの解説[6]もある．

謝辞

今回の症例報告に書面による同意をされた方々，丁寧な接遇と質の高い臨床検査を続けている羽生美香技師，龍澤多恵技師，CSFオレキシン測定をされた秋田大学精神科 神林崇博士，CSF採取をされた本町クリニック服部達哉・優子博士，さらに助言を惜しまれなかった柳沢正史・櫻井武の両博士に感謝申し上げる．

文献

1) HLA Complex
 https://visualsonline.cancer.gov/details.cfm?imageid=10431
2) Nishino S：Clinical and Neurobiological Aspects of Narcolepsy. *Sleep Med* 8：373-399, 2007
3) 米国睡眠医学会著，日本睡眠学会診断分類委員会訳：睡眠障害国際分類第2版，医学書院，東京，2010
4) American Academy of Sleep Medicine：The International Classification of Sleep Disorders 3 rd ed（日本睡眠学会診断分類委員会編：睡眠障害国際分類第三版，ライフサイエンス，東京，2018発刊予定）
5) 粥川裕平，太田龍朗：過眠症とはなにか．睡眠の正常と異常，大熊輝雄・宮本忠雄編，日本評論社，東京，1998，pp.81-92
6) 粥川裕平，北島剛司：ナルコレプシー．睡眠障害，樋口輝彦・不安・抑うつ臨床研究会編著，日本評論社，東京，2004，pp.131-144
7) 臺 弘：ナルコレプシーの幻覺に就いて．精神経誌 43：373-395，1939
8) Huang YS, Guilleminault C, Chen CH *et al*：Narcolepsy-cataplexy and schizophrenia in adolescents. *Sleep Med* 15：15-22, 2014
9) Douglass AB, Shipley JE, Haines RF *et al*：Schizophrenia, narcolepsy, and HLA-DR15, DQ6. *Biol Psychiatry* 34：773-780, 1993
10) 日本睡眠学会：ナルコレプシー診断・治療ガイドライン http://jssr.jp/data/pdf/narcolepsy.pdf
11) 日本睡眠学会：ナルコレプシー クリニカルクエスチョン http://jssr.jp/data/pdf/Narcolepsy_cq_ippan_20100726.pdf

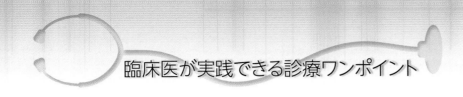

第8回 過眠症の鑑別

鈴木圭輔, 松原健朗, 平田幸一
SUZUKI Keisuke, MATSUBARA Takeo, HIRATA Koichi
獨協医科大学神経内科

はじめに

　日中の眠気は睡眠不足の翌日や海外旅行から帰った後などにしばしば経験する．睡眠の恒常性機構は覚醒時間が延長（睡眠が不足）すると睡眠を誘発し，ジェットラグ，睡眠相の異常など概日リズムに異常が生じると眠気の原因となる．昼食後は正常な概日リズム調整下でも眠気を生じやすい時間帯である．日中に起きていることが困難になり，起きていないといけない日中の状況下で眠ってしまう，日中の過度の眠気や過眠状態が一定期間持続した場合，学校生活，仕事や家事を含めた日常生活において重大な支障をきたすためその原因検索が重要となる．過眠がみられた場合は発症様式（急性，亜急性，3ヵ月以上持続するのか，症状の変動など），睡眠の質の異常（睡眠を浅くする原因．睡眠時無呼吸症候群など），睡眠の量の異常（睡眠不足），睡眠をとる時間帯の異常（睡眠覚醒リズムの異常），覚醒維持の異常（睡眠を適切にとっても日中の過眠がある）を念頭に鑑別をおこなう．本稿では過眠をきたす原因や鑑別疾患について述べる．

過眠症の鑑別

　表❶に睡眠障害国際分類第3版（International Classification of Sleep Disorders 3rd ed：ICSD-3）における中枢性過眠症群を示す[1]．ナルコレプシーは代表的な過眠症であり，日中の過度の眠気，情動脱力発作，入眠時幻覚や睡眠麻痺（金縛り）を特徴とする．Kleine-Levin症候群（後述）を除きいずれの疾患・状態においても日中の耐えがたい眠気が3ヵ月以上持続し，日中の眠気に寄与する他疾患の除外が必要である．過眠を主訴にした患者が受診した場合にはまず睡眠環境の整備，睡眠が適切な時間にとれているか，睡眠不足がないか確認・あれば是正を促し，過眠が改善するか評価する（**図❶**）．併存症や睡眠関連疾患などの併存についても注意深く鑑別をおこなう．いびきや睡眠中の無呼吸の目撃があり，体重増加を伴っている場合には睡眠時無呼吸症候群を，下肢の不快感があり不眠の原因になる場合にはレストレスレッグス症候群（restless legs syndrome：RLS）が鑑別にあがる．RLSでは，周期的な足関節の背屈，拇指進展により睡眠を分断させる周期性下肢運動を高率に合併する．

　本人の自覚にかかわらず睡眠の量が適切かどうか，睡眠日誌で平日と休日の睡眠時間の評価をおこなう．睡眠不足症候群では年齢にくらべて平日の睡眠時間が少ない状態であり，睡眠不足により日中の眠気が3ヵ月以上持続している状態である．本人は睡眠不足に気づいていない場合も多い．特徴として休日の睡眠時間は平日より長い．平日7時間睡眠であっても本人にとって足りていない場合は，睡眠時間の増加により眠気は改善する．正常亜型とされる長時間睡眠者（long sleeper）では10時間以上の睡眠が必要であり，不足すると日中の眠気を起こす．特発性過眠症との鑑別が問題となるが長時間睡眠者では，睡眠時間の延長に伴い日中の眠気が速やかに改善することが特徴である．

　適切なタイミングで睡眠がとれていない場合にも日中の眠気につながる．若年患者では睡眠相後退がないか，高齢者では睡眠相の前進がないかどうか，睡眠日誌を用いた評価は有用である．また内科疾患（甲状腺機能低下症

表❶ 中枢性過眠症群

ナルコレプシー1型
ナルコレプシー2型
特発性過眠症
Kleine-Levin症候群
医学的疾患に伴う過眠症 ・パーキンソン病に伴う過眠 ・外傷後過眠症 ・中枢性過眠に関連する遺伝性疾患（Niemann Pick type C, Norrie病, Prader-Willi症候群など） ・脳腫瘍，感染や中枢神経病変による二次性過眠 ・内分泌疾患による二次性過眠（甲状腺機能低下） ・代謝性脳症による二次性過眠 ・適切に加療された閉塞性睡眠時無呼吸患者の残遺眠気
薬物や物質による過眠症
精神疾患に関連する過眠症
睡眠不足症候群

（American Academy of Sleep Medicine, 2014[1]）より著者訳）

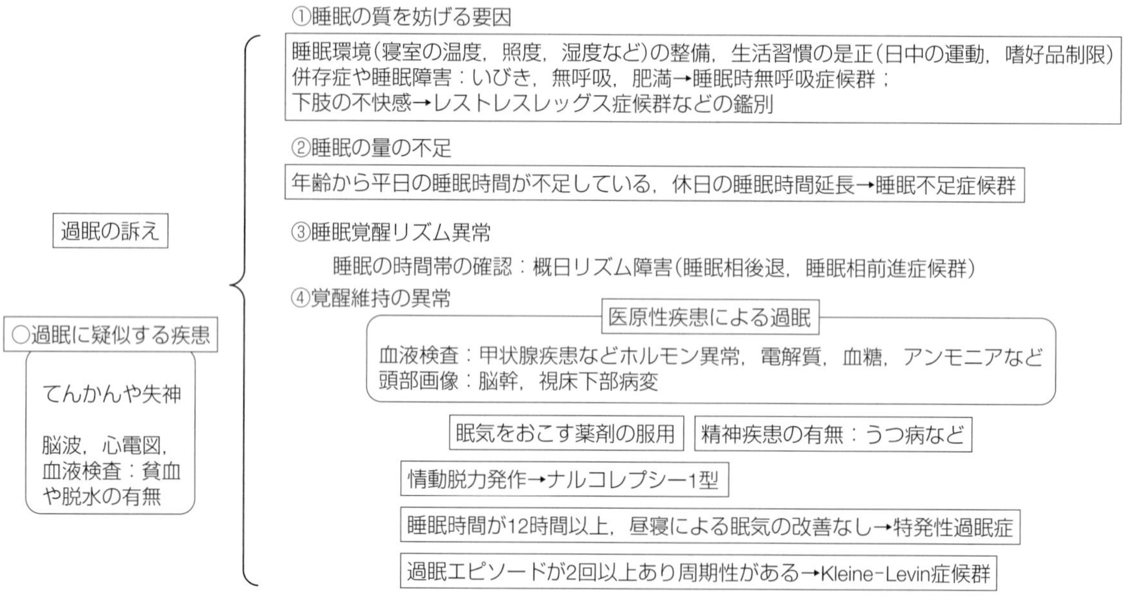

図❶ 過眠症鑑別フローチャート

過眠の訴え
① 睡眠の質を妨げる要因
　睡眠環境（寝室の温度，照度，湿度など）の整備，生活習慣の是正（日中の運動，嗜好品制限）
　併存症や睡眠障害：いびき，無呼吸，肥満→睡眠時無呼吸症候群；
　下肢の不快感→レストレスレッグス症候群などの鑑別
② 睡眠の量の不足
　年齢から平日の睡眠時間が不足している，休日の睡眠時間延長→睡眠不足症候群
③ 睡眠覚醒リズム異常
　睡眠の時間帯の確認：概日リズム障害（睡眠相後退，睡眠相前進症候群）
④ 覚醒維持の異常
　医原性疾患による過眠
　　血液検査：甲状腺疾患などホルモン異常，電解質，血糖，アンモニアなど
　　頭部画像：脳幹，視床下部病変
　眠気をおこす薬剤の服用　精神疾患の有無：うつ病など
　情動脱力発作→ナルコレプシー1型
　睡眠時間が12時間以上，昼寝による眠気の改善なし→特発性過眠症
　過眠エピソードが2回以上あり周期性がある→Kleine-Levin症候群

○過眠に疑似する疾患
てんかんや失神
脳波，心電図，
血液検査：貧血
や脱水の有無

など）や頭蓋内疾患（脳幹部，視床下部病変など）（図❷）[2]によって眠気をきたす場合もあるため，発症様式が比較的急な場合には血液検査，頭部画像検査を考慮する．また突発性睡眠や自覚はないが眠っているようにみえる場合など，てんかんなどの発作性疾患や心不整脈も鑑別となる．

ナルコレプシー

ナルコレプシーは，従来は情動脱力発作の有無で情動脱力発作を伴うナルコレプシーと情動脱力発作を伴わないナルコレプシーに分類されていた．思春期発症が多く，情動脱力発作を伴うナルコレプシーの頻度は0.16〜0.18％とわが国では欧米より高頻度である．情動脱力発

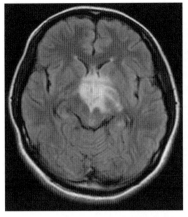 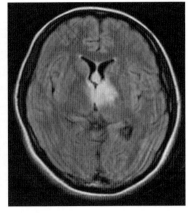

図❷ 視神経脊髄炎関連疾患の視床下部病変
過眠を主訴に来院した21歳女性．抗AQP-4抗体陽性．頭部MRI（FLAIR）にて視床下部病変を認め，ステロイド治療により病変は縮小し過眠も改善した．

(Suzuki K *et al*, 2012[2]）より引用）

作を伴うナルコレプシーでは髄液オレキシン値の低下が高率にみられることから，ICSD-3では髄液オレキシン値の低下がナルコレプシーの診断基準に反映されるようになった．日中の過眠とレム睡眠の障害を反映し，ナルコレプシー1型と2型ともに反復睡眠潜時検査では睡眠潜時の短縮（8分未満）と睡眠開始時レム睡眠が2回以上みられる．前日の睡眠ポリグラフ検査で睡眠開始時レム睡眠がみられた場合は1回にカウント可能である．髄液オレキシン低下のある例（＜110 pg/ml）または情動脱力発作があり反復睡眠潜時検査所見を満たす例はナルコレプシー1型に分類される．したがって情動脱力発作がなくとも髄液オレキシン低値がある例では3ヵ月以上持続する日中の眠気の訴えがあり，他の疾患が除外できればナルコレプシー1型となる．髄液オレキシン値が未測定，または低下のない例で，反復睡眠潜時所見を満たす場合はナルコレプシー2型に分類される．

ナルコレプシーでは夜間の睡眠分断も稀ではない．昼寝など仮眠により爽快感がみられるため，短時間の仮眠も症状改善に有効である．薬物療法としては眠気に対してはモダフィニル100～300 mg/日などの中枢神経刺激薬や情動脱力発作に対しては三環系抗うつ薬やクロミプラミン10～75 mg/日などが使用される．

特発性過眠症

特発性過眠症は典型的には1日12時間以上の過眠が3ヵ月以上持続し，ナルコレプシーとは異なり仮眠後の爽快感などはなく，なかなか起きられない睡眠酩酊（sleep inertia）を認める．有病率は不明であり，レム関連症状（入眠時幻覚や情動脱力発作）との関連は明らかでない．確定診断には反復睡眠潜時検査が必要であり，平均睡眠潜時は8分未満であるが，睡眠開始時レム睡眠は認めない（2回未満）．ナルコレプシー1型で障害されるオレキシン神経系ではなく，覚醒維持にはたらくヒスタミン神経系の障害を示唆する報告がある[3]．

表❷にナルコレプシーと特発性過眠症の特徴を示す．

Kleine-Levin症候群

Kleine-Levin症候群は2日～5週間持続する過眠が1～1.5年に1回以上くり返す疾患であり，反復性過眠症，または周期性傾眠症ともいわれる．過眠期には認知機能障害，知覚の変化，摂食障害（過食，拒食），脱抑制行動（性行動亢進など）の少なくとも一つを伴う．有病率は100万人当たり1，2人と稀である．Kleine-Levin症候群186例の検討では発症年齢の中央値は15歳（4～82歳）であり，臨床症状として過眠（100％），認知機能変化（96％），摂食障害（80％），性行動亢進（43％），強迫行

表❷ ナルコレプシーと特発性過眠症の特徴

	頻度	好発年齢	反復睡眠潜時検査		髄液オレキシン値	他の特徴
ナルコレプシー1型	0.16〜0.18%（日本）	10〜25歳	平均睡眠潜時<8分	睡眠開始時レム睡眠≥2回	著減（<110 pg/ml）	情動脱力発作，睡眠麻痺，入眠時幻覚，昼寝後の爽快感　HLA DQB1*0602, DRB1*1501 陽性
ナルコレプシー2型	ナルコレプシー全体の15〜25%	思春期	平均睡眠潜時<8分	睡眠開始時レム睡眠≥2回	正常（110 pg/ml以上）	睡眠麻痺，入眠時幻覚，昼寝後の爽快感
特発性過眠症	不明	16〜21歳	平均睡眠潜時<8分	睡眠開始時レム睡眠<2回	正常（110 pg/ml以上）	睡眠酩酊，午睡後の爽快感の欠如，睡眠効率（90%以上）

動（29%），抑うつ気分（48%）であった[4]．頻度の高い誘発因子は感染（38.2%），頭部外傷（9%），アルコール（5.2%）であった．

おわりに

過眠症の鑑別について解説した．日中の強い眠気が出現した場合，ナルコレプシーや特発性過眠症を疑う前に睡眠習慣の乱れや睡眠不足がないかどうか，併存疾患や薬剤の影響の確認が重要である．過眠をきたす原因は多岐にわたり，覚醒・睡眠に影響を与える疾患の鑑別を含めた総合的なアプローチが必要となる．

文 献

1) American Academy of Sleep Medicine：*International Classification of Sleep Disorders, 3rd ed*, Darien, IL, 2014
2) Suzuki K, Nakamura T, Hashimoto K *et al*：Hypothermia, hypotension, hypersomnia, and obesity associated with hypothalamic lesions in a patient positive for the anti-aquaporin 4 antibody：a case report and literature review. *Arch Neurol* **69**：1355-1359, 2012
3) Kanbayashi T, Kodama T, Kondo H *et al*：CSF histamine contents in narcolepsy, idiopathic hypersomnia and obstructive sleep apnea syndrome. *Sleep* **32**：181-187, 2009
4) Arnulf I, Zeitzer JM, File J *et al*：Kleine-Levin syndrome：a systematic review of 186 cases in the literature. *Brain* **128**：2763-2776, 2005

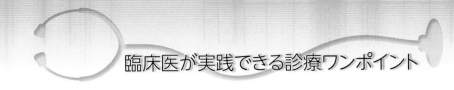

第8回
市販の睡眠改善薬の役割

佐藤萌子[*,**]・石郷岡純[*,§]
SATO Moeko, ISHIGOOKA Jun

*医療法人　石郷岡病院　**東京女子医科大学病院神経精神科　§CNS薬理研究所

はじめに

　入眠障害，中途覚醒，早朝覚醒，熟眠障害といった不眠症状を抱える人は多く，日本人の約2割が不眠症状を有するとされる[1]．不眠症状により日中の機能障害を有する状態を不眠症といい，不眠症は日本人の約1割においてみられるという報告があり，不眠症はごく一般的な疾患であるといえる[2]．

　不眠症が3ヵ月以上持続している状態を慢性不眠症という．睡眠障害国際分類第3版(International classification of sleep disorders 3rd ed：ICSD-3)による診断基準を表❶に示す[3]．不眠症が続くと日中の生活レベル，社会機能の低下を招き，その人の日常生活に大きな影響を及ぼすだけではなく，社会的には生産性の低下や事故の増加につながる．また，慢性的な不眠症はうつ病などの精神疾患に至る可能性があることや，高血圧，糖尿病，脂質異常症といった身体疾患のリスク因子となることがわかっている．

　不眠症状のある人がすべて医療機関を受診するわけではない．一般人口を対象におこなわれた調査では，週3日以上の不眠の経験のある人のうち医師の診察を受けた人は約24％にとどまった[4]．同調査において医療機関を受診せず市販の睡眠改善薬を使用した人の割合は同様に約24％であり，不眠治療においては医療機関で処方される睡眠薬だけではなく市販の睡眠改善薬についての理解も必要であると考えられる．ここでは，市販の睡眠改善薬の特徴とその役割について述べる．

睡眠改善薬の特徴

　2003年にエスエス製薬から発売されたドリエル®を始めとして，睡眠改善薬は数種類発売されているが，そのほとんどが主成分はジフェンヒドラミン塩酸塩（diphenhydramine：DPH）である．DPHはヒスタミンH_1受容体拮抗薬であり，元来は第1世代抗ヒスタミン薬として，アレルギー治療を目的に用いられてきた．副作用として出現していた眠気を利用し，不眠に対する薬剤として開発したものが現在市販されている睡眠改善薬である．

　脳内には睡眠，覚醒をつかさどるホルモンがいくつか存在するが，ヒスタミンは覚醒を促すホルモンである．DPHはヒスタミン受容体への拮抗作用により，催眠効果をもたらす．現在医療機関において処方されている睡眠薬はベンゾジアゼピン受容体作動薬，メラトニン受容体作動薬，オレキシン受容体拮抗薬であり，DPHは睡眠薬とは違う薬理作用をもつものであることがわかる．軽度の不眠症状を有する人にDPHを2週間投与した調査では，DPH使用者はプラセボに比較して有意に睡眠効率の増加と総睡眠時間の延長を認めたという結果が得られている[5]．睡眠薬とは異なる作用ではあるものの，DPHも一定の催眠作用が得られると考えらえる．

睡眠改善薬のメリット，デメリット

　睡眠改善薬のメリットとしては何よりも入手のしやすさがあげられる．薬局やドラッグストアで扱われており，医師の診察を受けることなく入手することができる．一時的に不眠症状が生じており，早急に何か対処を

表❶　ICSD-3における慢性不眠症の診断基準

下記のA～Fのすべてを満たすこと
　A．不眠症状の存在
　　1．入眠困難　2．中途覚醒　3．早朝覚醒
　　4．就床抵抗（小児）　5．ひとりで寝るのを怖がる（小児）
　B．不眠症状に起因する日中の機能障害の存在
　　1．疲労/不快感
　　2．注意/集中/記憶力の低下
　　3．社会/家族/就業/学業上のパフォーマンスの低下
　　4．気分障害/いらいら
　　5．日中の眠気
　　6．行動上の問題（過活動/衝動性/攻撃性）
　　7．意欲/活力/自発性の低下
　　8．ミス/事故の起こりやすさ
　　9．睡眠問題へのとらわれ　など
　C．不適切な睡眠習慣（睡眠不足など）や環境要因（騒音など）では説明できない
　D．不眠症状と日中の機能障害が少なくとも週に3日以上みられる
　E．不眠症状と日中の機能障害が少なくとも3ヵ月以上持続している
　F．その他の睡眠障害が除外される

（American Academy of Sleep Medicine, 2014[3]より著者訳）

したいという状況であれば，睡眠改善薬を試すという選択肢も良いと考えられる．しかし，市販睡眠改善薬の説明書に「慢性的な不眠症状ではなく，一時的な不眠症状に使用するもの」と記載されているように，あくまで一時的な不眠症状への対処にとどめるべきである．旅行などの短期間の環境変化といった明らかな原因に起因したものであれば，その原因が改善すれば不眠症状も改善することが期待でき，このような場合には睡眠改善薬でも対処可能と考えられる．しかし，原因が明らかでない不眠症や，睡眠改善薬では効果が得られない不眠症など，慢性化しうる場合には，睡眠改善薬ではなく医療機関を受診することが適している．不眠症が慢性化すると，不眠への恐怖や不安感からさらに不眠が増悪し，改善がむずかしくなることがある．このような悪循環に陥らないよう，医療機関において薬物療法とともに，睡眠衛生指導といった非薬物療法もあわせておこなう必要がある．

また，睡眠改善薬は睡眠薬にくらべて作用が軽く，副作用が出にくいというイメージがあるが，翌日に眠気が残る，作業能率が低下するといった持ち越し作用が起こる可能性がある[6]．作用時間が長い薬剤や高齢者においてはこの持ち越し作用が起こりやすく注意が必要である．医療機関で処方する睡眠薬は作用時間によって多くの種類に分けられ，個人の年齢や体質，不眠症状のパターン（入眠障害，中途覚醒，早朝覚醒，熟眠障害），どのような睡眠状態にしたいかという希望に応じて選択することができ，より個人に適した治療をおこなうことができる．副作用が心配であれば，睡眠改善薬ではなく医療機関の受診を推奨する．

非薬物療法について

ここまで睡眠改善薬または睡眠薬の使用について述べてきたが，不眠症の治療には非薬物療法も重要である．不眠症の発症や慢性化の原因には睡眠習慣が影響していることも多く，この習慣を確認し，是正していくことで薬剤の使用を最小限に抑える，もしくは薬剤を使用せずに不眠症を改善することができる可能性もある．生活習慣によって不眠症状が改善しうるということを知らない人は一般人口の約3割いるという報告もあり[4]，睡眠と日頃の習慣が密接にかかわっているということを認識することから不眠治療は始めるべきである．睡眠習慣の留意点として厚生労働省がまとめた『睡眠障害対処12の指針』（表❷）[7]などを診療で用いると，患者にとってもわかりやすく指導をおこなうことができる．睡眠習慣が是正されれば，睡眠改善薬を一時的に使用するのみで不眠症が改善するという可能性もある．

睡眠改善薬，睡眠薬といった薬物療法と非薬物療法の

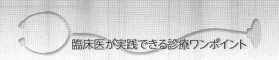

表❷　睡眠障害対処 12 の指針

1. 睡眠時間は人それぞれ，日中の眠気で困らなければ十分
   睡眠の長い人，短い人，季節でも変化，8 時間にこだわらない
   歳をとると必要な睡眠時間は短くなる
2. 刺激物を避け，眠る前には自分なりのリラックス法
   就寝前 4 時間のカフェイン摂取，就床前 1 時間の喫煙は避ける
   軽い読書，音楽，ぬるめの入浴，香り，筋弛緩トレーニング
3. 眠たくなってから床に就く，就床時刻にこだわりすぎない
   眠ろうとする意気込みが頭をさえさせ寝付きを悪くする
4. 同じ時刻に毎日起床
   早寝早起きでなく，早起きが早寝に通じる
   日曜に遅くまで床で過ごすと，月曜の朝がつらくなる
5. 光の利用でよい睡眠
   目が覚めたら日光を取り入れ，体内時計をスイッチオン
   夜は明るすぎない照明を
6. 規則正しい 3 度の食事，規則的な運動習慣
   朝食は心と体の目覚めに重要，夜食はごく軽く
   運動習慣は熟睡を促進
7. 昼寝をするなら，15 時前の 20〜30 分
   長い昼寝はかえってぼんやりのもと
   夕方以降の昼寝は夜の睡眠に悪影響
8. 眠りが浅いときは，むしろ積極的に遅寝・早起きに
   寝床で長く過ごしすぎると熟睡感が減る
9. 睡眠中の激しいイビキ・呼吸停止や脚のピクつき・むずむず感は要注意
   背景に睡眠の病気，専門治療が必要
10. 十分眠っても日中の眠気が強いときは専門医に
    長時間眠っても日中の眠気で仕事・学業に支障がある場合は専門医に相談
    車の運転に注意
11. 睡眠薬代わりの寝酒は不眠のもと
    睡眠薬代わりの寝酒は，深い睡眠を減らし，夜中に目覚める原因となる
12. 睡眠薬は医師の指示で正しく使えば安全
    一定時刻に服用し就床
    アルコールとの併用をしない

（文献 7 より引用）

それぞれの特性を理解し利用することで，個々の患者に適した不眠治療をおこなうことができると考える．

文　献

1) Kim K, Uchiyama M, Okawa M et al：An epidemiological study of insomnia among the Japanese general population. *Sleep* **23**：41-47, 2000
2) Itani O, Kaneita Y, Munezawa T et al：Nationwide epidemiological study of insomnia in Japan. *Sleep Med* **25**：130-138, 2016
3) American Academy of Sleep Medicine：*International classification of sleep disorders, 3rd ed（ICSD-3）*. American Academy of Sleep Medicine, Darien, IL 2014
4) 佐々木圭子，佐口健一，松本奈々ほか：睡眠改善薬に関する消費者の現状および販売時における薬剤師のかかわり．昭和大学薬学雑誌 **1**：173-181, 2010
5) Morin CM, Koetter U, Bastien C et al：Valerian-hops combination and diphenhydramine for treating insomnia：a randomized placebo-controlled clinical trial. *Sleep* **28**：1465-1471, 2005
6) Katayose Y, Aritake S, Kitamura S et al：Carryover effect on next-day sleepiness and psychomotor performance of nighttime administered antihistaminic drugs：a randomized controlled trial. *Hum Psychopharmacol* **27**：428-436, 2012
7) 厚生労働省　精神・神経疾患研究委託費　睡眠障害の診断・治療ガイドライン作成とその実証的研究班，平成 13 年度研究報告書

睡眠時ブラキシズム

加藤隆史
KATO Takafumi

大阪大学大学院歯学研究科　口腔生理学教室
大阪大学医学部附属病院睡眠医療センター
大阪大学連合小児発達学研究科附属子どものこころの分子統御機構研究センター

はじめに

　睡眠時ブラキシズム（sleep bruxism：SB）は，「歯ぎしり」としてよく知られた現象で，SBを睡眠中に発生する歯ぎしりや噛みしめなどの反復性の咀嚼筋活動を示す睡眠関連運動異常症である[1]．わが国におけるSBの発生率は，自覚に基づいた調査によると，小児期では10～30％，20～40歳代では約10％で，その後50歳代（6.2％），60歳代以上（4.6％）と，加齢とともに減少する[2)3)]．睡眠医学領域では，睡眠ポリグラフ検査（polysomnography：PSG）に際して，音声ビデオに混入する歯ぎしり雑音や脳波に出現するアーティファクトの原因として知られている（図❶）．また，歯の咬耗や歯根破折，歯科治療物の破壊・脱落，顎関節症や口腔顔面痛などの問題を発生させるとして，とくに歯科医学において注目されている．

　睡眠関連運動異常症や睡眠時随伴症など，睡眠中に発生する異常運動のメカニズムには不明な点が多い．SBについても同様であるが，その一方で，睡眠中の異常運動や行動の生理機序を理解するヒントとなる知見も得られている．本稿では，臨床神経生理学的な研究データをもとに明らかとなってきた，SBの病態生理機序について述べてみたい．

本態性睡眠時ブラキシズム

　SBは，他の睡眠障害の合併や背景疾患，服用薬剤の有無によって，本態性idiopathic（一次性primary）と医原性iatrogenic（二次性secondary）に分類できる[4]．SBの病態生理機序を明らかにするには，交絡因子のない本態性SBにおける研究が必要である．SBの臨床ではPSG検査が実施されておらず，臨床集積データを活用できないので，研究的なデータ収集が必要となる．われわれの場合，独自の研究用睡眠検査室を日常的に運用している．

RMMAと睡眠構築

　睡眠中は，顎顔面領域の骨格筋の緊張が低下するが，呼吸や，寝言，顔面表情，嚥下などに関連して咀嚼筋が活動することが少なくない．また，約6割の健常成人では，歯ぎしり雑音を伴わない咀嚼様のリズミカルな顎運動（rhythmic masticatory muscle activity：RMMA）を認める[4]．

　20～30歳代の本態性SB患者では，対照群と比較してRMMAが約3倍以上の頻度で発生し，その筋収縮強度は30～40％高いため，歯ぎしり雑音が発生する[5]．多数の研究が一致するのは，RMMAの70～80％がノンレム睡眠の第1・2段階（Stage N1，Stage N2）で発生することである[6]．また，睡眠周期との関係を調べると，RMMAはStage N3からStage REMへ移行する期間に群発し，とくに第2，第3睡眠周期に発生数が高い[7]．したがって，ノンレム睡眠からレム睡眠へ移行する過程で生じる中枢神経系の活動変化がRMMAの発生にかかわる可能性がある．

RMMAと微小覚醒

　RMMA発生前後の生理学的変化を定量化すると，以

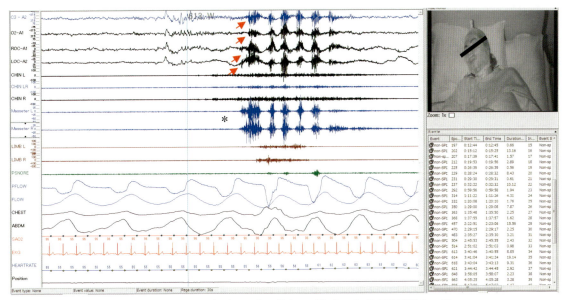

図❶ 睡眠時ブラキシズムで発生した歯ぎしり音を伴うリズミカルな咀嚼筋活動の一例
20代被験者で観察されたRMMA．リズミカルな咬筋の筋活動（＊）と同期したアーティファクト（赤矢印），脳波と眼電図記録に混入している．

下のような生理学的なカスケードが生じることが明らかとなった[5)7)〜9)]（図❷）．RMMAの出現数分前から，緩やかな交感神経活動の上昇と副交感神経活動の低下を認め，10秒ほど前になると平均心拍数が微増し，4秒前に脳波活動のα, β, δ帯域の活動が増加し，1秒前にtachycardiaが開始される．そして，呼吸と関連する舌骨上筋（主に開口筋）が活動を開始した後，2, 3秒以内に咀嚼筋（閉口筋）がリズミカルな活動を開始する．RMMAの発生と関連して，呼吸数や呼吸量が増加し，血圧が上昇する．また，大半のRMMAで嚥下や前脛骨筋の活動を随伴する．さらに，睡眠の安定性を示すCyclic Alternating Pattern（CAP）とRMMAの発生が関連することも示されている[10)]．このように，微小覚醒（microarousal）や睡眠の安定性との関連を示すデータがあるにもかかわらず，本態性SB患者の睡眠構築や微小覚醒の発生数は正常範囲で，咀嚼筋トーヌスも正常である．実験的に微小覚醒を誘発すると，SB患者では対照群よりRMMAが頻繁に発生するので[11)]，橋延髄網様体に存在する顎運動のパターンジェネレーターの反応性が亢進している可能性が考えられる[12)]（図❷）．

交感神経活動とRMMA

本態性SB患者にα_2アゴニストであるクロニジンを経口投与すると，心拍数の減少や交感神経活動の低下とともに，RMMAの発生は抑制される[13)14)]．しかし，ノンレム睡眠が不安定化してCAPや微小覚醒が増加し，レム睡眠が減少する．つまり，RMMAの発生には微小覚醒という条件が必要であるが，微小覚醒がRMMAを直接誘発するものでないといえる．また，交感神経系の活動性の低下は，レム睡眠の生成をも抑制するので，クロニジンによるRMMAの減少効果は，交感神経系への抑制効果だけではなく，ノンレム睡眠からレム睡眠への移行の過程を抑制することとも関連があると，筆者のグループは考えている．ちなみに，β blockerのプロプラノロールやベンゾジアゼピン系のクロナゼパムは，RMMAに効果を示さなかった[13)14)]．

二次性睡眠時ブラキシズム

各種睡眠障害の多くは加齢とともに増加する．他の睡眠障害を併発する二次性SBの病態生理はよくわかっていないが，閉塞性睡眠時無呼吸症候群（obstructive sleep apnea syndrome：OSAS）やレム睡眠行動異常症（REM

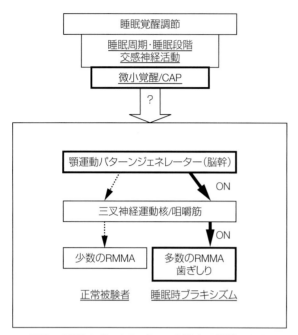

図❷ 睡眠時ブラキシズムの病態生理機構の仮説

sleep behavior disorders：RBD）をあげて説明する．

　疫学的には，OSAはSBのリスク要因とされている．しかし，OSA患者では，呼吸イベント後に，RMMAではなく，リズムを有さない咀嚼筋活動が頻繁に発生する[15]．また，呼吸イベントが，RMMAが頻発するStageN1・N2で発生すれば，呼吸イベントとRMMAが時間的に近接する確率が高くなることがわかった[6]．SBを併発するOSA患者では，呼吸イベントとRMMAに生理学的に直接的な因果関係を認めていない[16)17]．

　本態性RBD患者では，対照群とくらべて，レム睡眠とノンレム睡眠でRMMAの発生頻度が高く，パーキンソン病を併発した例では，ノンレム睡眠中のRMMAの発生頻度が高い傾向にあった[18]．結果として，RBD患者の約25％が軽度レベルのSBと診断される可能性がある．また，これらの患者では口顎ミオクローヌスや持続的な咀嚼筋活動がレム睡眠で発生する．したがってRBD患者では，若年のSB患者とは異なる病態生理機構をもつ二次性のSBが存在する可能性が考えられ，今後の検証が必要である．

おわりに

　SBは身近な睡眠関連疾患の一つであるが，いまだ謎が多い．しかし，少なくともSBの筋電図学的特徴であるRMMAの発生は，単純な覚醒応答ではなく，睡眠の恒常性維持調節下で，一過性の脳幹レベルの活動亢進が生じ，顎運動パターンジェネレーターが駆動することが鍵であるといえる．しかし，成長加齢や，SBの危険因子（ストレス，喫煙，カフェイン摂取，飲酒）は，睡眠調節を変調させる要因だが，SBへの作用機序はよくわかっていない．今後，動物モデルなどを組み合わせた研究を進め，より詳細な神経機構を明らかにする必要があると考えられる[9]．

文　献

1) American Academy of Sleep Medicine：*International Classification of Sleep Disorders, 3rd ed*, American Academy of Sleep Medicine, Darien, IL, 2014
2) Kato T, Velly AM, Nakane T et al：Age is associated with self-reported sleep bruxism, independently of tooth loss. *Sleep Breath* **16**：1159-1165, 2012
3) Tachibana M, Kato T, Kato-Nishimura K et al：Associations of sleep bruxism with age, sleep apnea, and daytime problematic behaviors in children. *Oral Dis* **22**：557-565, 2016
4) Kato T, Blanchet PJ, Huynh NT et al：Sleep bruxism and other disorders with orofacial activity during sleep. In：*Sleep and Movement Disorders, 2nd ed*, ed by Chokroverty S, Allen RP, Walters AS, Butterworth Heinemann, Philadelphia, 2013, pp.555-572
5) Lavigne GJ, Rompré PH, Poirier G et al：Rhythmic masticatory muscle activity during sleep in humans. *J Dent Res* **80**：443-448, 2001
6) Tsujisaka A, Haraki S, Nonoue S et al：The occurrence of respiratory events in young subjects with a frequent rhythmic masticatory muscle activity：a pilot study. *J Prosthodont Res*：DOI：10.1016/j.jpor.2017.12.004,2018
7) Huynh N, Kato T, Rompre PH et al：Sleep bruxism is associated to micro-arousals and an increase in cardiac sympathetic activity, *J Sleep Res* **15**：339-346, 2006
8) Kato T, Rompre P, Montplaisir JY et al：Sleep bruxism：an oromotor activity secondary to micro-arousal. *J Dent Res* **80**：1940-1944, 2001
9) Kato T, Toyota R, Haraki S et al：Comparison of rhythmic masticatory muscle activity during non-rapid eye movement sleep in guinea pigs and humans. *J Sleep Res*：DOI：10.1111/jsr.12608, 2017
10) Carra MC, Rompre PH, Kato T et al：Sleep bruxism and sleep arousal：an experimental challenge to assess the role of cyclic alternating pattern. *J Oral Rehabil* **38**：635-642, 2011
11) Kato T, Montplaisir JY, Guitard F et al：Evidence that experi-

mentally induced sleep bruxism is a consequence of transient arousal. *J Dent Res* **82**：284-288, 2003
12) Kato T, Masuda Y, Yoshida A *et al*：Masseter EMG activity during sleep and sleep bruxism, *Arch Ital Biol* **149**：478-491, 2011
13) Huynh N, Lavigne GJ, Lanfranchi PA *et al*：The effect of 2 sympatholytic medications--propranolol and clonidine--on sleep bruxism：experimental randomized controlled studies, *Sleep* **29**：307-316, 2006
14) Sakai T, Kato T, Yoshizawa S *et al*：Effect of clonazepam and clonidine on primary sleep bruxism：a double-blind, crossover, placebo-controlled trial. *J Sleep Res* **26**：73-83, 2017
15) Kato T, Katase T, Yamashita S *et al*：Responsiveness of jaw motor activation to arousals during sleep in patients with obstructive sleep apnea syndrome. *J Clin Sleep Med* **9**：759-765, 2013
16) Saito M, Yamaguchi T, Mikami S *et al*：Temporal association between sleep apnea-hypopnea and sleep bruxism events, *J Sleep Res* **23**：196-203, 2014
17) Saito M, Yamaguchi T, Mikami S *et al*：Weak association between sleep bruxism and obstructive sleep apnea. A sleep laboratory study, *Sleep Breath* **20**：703-709, 2015
18) Abe S, Gagnon JF, Montplaisir JY *et al*：Sleep bruxism and oromandibular myoclonus in rapid eye movement sleep behavior disorder：a preliminary report. *Sleep Med* **14**：1024-1030, 2013

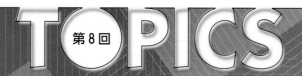

GABA$_A$受容体αサブユニット機能からみた睡眠薬の作用特性

大熊誠太郎
OHKUMA Seitaro

川崎医科大学名誉教授

はじめに

現在わが国で最も頻用されている睡眠薬（鎮静・催眠薬）であるベンゾジアゼピン（Bz）およびZ薬物（Z drugs, 非Bz系睡眠薬ともいわれる）は，GABA$_A$受容体（GABA$_A$受容体/ベンゾジアゼピン受容体/Cl イオノフォア複合体ともいわれる）に結合し，GABA$_A$受容体機能を増強させることによりその薬理作用を発揮する．また比較的安全性が高いことからわが国のみならず世界的にも最もよく投与されている睡眠薬（鎮静・催眠薬）である．

近年，これらの睡眠薬の作用点であるGABA$_A$受容体の分子構造あるいは受容体を構成するサブユニットの薬理学的機能の解析が進んでおり，これら薬物との機能的相関の詳細が明らかにされつつある．

一方，受容体分子構造の解析がまだ十分でなかった時点でおこなわれていた受容体結合実験の結果から提案されたBz受容体の分類法の1つであるω1およびω2 Bz受容体の分類が，医療関係者の間でしばしばBzやZ薬物の作用機序の説明に使用されている．BzやZ薬物が作用するGABA$_A$受容体の詳細の解明が明らかになりつつある現在，ω1およびω2 Bz受容体というBz受容体分類の概念では，GABA$_A$受容体に作用するBzやZ薬物の作用機序や薬理作用の相違などを正しく理解するには適切ではなく，また薬理学分野ではω1およびω2 Bz受容体というBz受容体分類法は過去の分類法として使われない．

そこで本稿では，BzやZ薬物とGABA$_A$受容体との機能的相関性についての理解を深めていただく目的で，はじめに現時点で明らかになっているGABA$_A$受容体の薬理学的概説をおこない，ついでこれを基にGABA$_A$受容体を作用点とするBzやZ薬物（本稿ではゾルピデム，ゾピクロン，およびエスゾピクロンを取り扱う）の薬力学的特性とこれに伴うこれら薬理作用の相違点などについて概述する．

GABA$_A$受容体サブユニットの薬理学的役割

中枢神経系に存在するGABA受容体にはGABA$_A$，GABA$_B$，およびGABA$_C$受容体の3種類のサブタイプがあるが，睡眠薬が作用するはGABA$_A$受容体である．

GABA$_A$受容体は5個のサブユニット（中枢神経系では主に2個のαサブユニット，2個のβサブユニット，および1個のγサブユニットあるいはδサブユットで構成されることが多い）よりなる5量体で，その中央にCl$^-$が細胞外から細胞内へ流入するためのイオンチャネルが形成されている（図❶）．GABA$_A$受容体は抑制性神経伝達物質であるGABAが，αおよびβサブユニットの境界領域に局在する結合部位への結合により活性化され，Cl$^-$が細胞内へ流入し，過分極が誘発され神経細胞興奮が抑制される．一方，BzおよびZ薬物はαとγサブユニットの境界領域にあるBz結合部位に作用し，GABA$_A$受容体へのGABA結合の増加を誘発し，その結果GABA$_A$受容体機能が増強される[1]．

Bzはバルビツール酸誘導体と異なり過度の神経細胞抑制を生じないため，麻酔状態を惹起しないことから安全性が高いとされており，これはBzの作用発現が内在性GABA含量に依存することによるものと考えられている．バルビツール酸誘導体の場合には，血中濃度が高

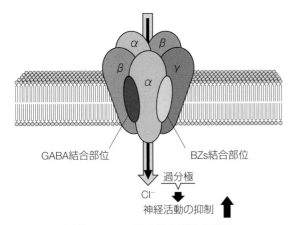

図❶ GABA$_A$受容体の構造と機能
（大熊誠太郎ほか，2008[2]より改変引用）

濃度になると，GABAのGABA$_A$受容体活性作用と関係なく，直接濃度依存的にGABA$_A$受容体を活性化して強力な中枢神経抑制作用を示し，呼吸停止などをきたす．またZ薬物はBzと類似の部位に結合し，GABA$_A$受容体機能を修飾すると考えられている．

GABA$_A$受容体を構成するサブユニットのうち，αサブユニットは$\alpha1$〜$\alpha6$，βサブユニットは$\beta1$〜$\beta3$，γサブユニットは$\gamma1$〜$\gamma3$と複数のサブユニットが存在し，これらのサブユニットの組み合わせと分布の差異により中枢神経系のGABA$_A$受容体機能は多様性を示す[2]．GABA$_A$受容体サブユニットの組み合わせのうち，約60％が$\alpha1\beta2\gamma2$であり，約15〜20％が$\alpha2\beta3\gamma2$，$\alpha3\beta n\gamma2$が約10〜15％，$\alpha4\beta n\gamma$または$\alpha4\beta n\delta$が約5％，$\alpha5\beta2\gamma2$が5％未満，$\alpha6\beta2/3\gamma2$も5％未満であり，残余がその他のサブユニットの組み合わせによるGABA$_A$受容体である[3]．したがって，BzやZ薬物の主作用および有害作用の発現の相違を知るためには，αとγサブユニットの境界領域にあるBz結合部位に結合して作用を発現することから，とくにαサブユニットの薬理学的役割を理解することが重要となる．

GABA$_A$受容体の各サブユニットの薬理学的あるいは病態生理学的役割に関しては，ノックアウトマウスなど遺伝子改変モデル動物を含む分子生物学的技法とこれらを用いた行動薬理学的検討などにより，現時点ではおおむね確定されていると考えられる（**表❶**）[1)4)5]．

$\alpha1$サブユニットは鎮静および催眠作用に関与し，用量の増加に伴い鎮静作用から催眠作用を示すに至る．また，$\alpha1$サブユニットは抗けいれん作用，前向性健忘，薬物依存形成にも関与している．

$\alpha2$サブユニットは睡眠に関与しており，とくに覚醒状態から睡眠状態への移行（flip-flop transition）を促進するとともに，抗不安作用，抗うつ作用，筋弛緩作用にも関与する．

$\alpha3$サブユニットは睡眠の維持にかかわっており，抗うつ作用，筋弛緩作用をもあわせ有するが，抗不安作用は$\alpha2$サブユニットにくらべて弱い．この$\alpha2$と$\alpha3$サブユニットにみられる抗不安作用の相違は，薬物の$\alpha2$サブユニットの占拠率が20〜25％で作用の発現がみられるのに対し，$\alpha3$サブユニットでは75％程度の占有率が必要であることに起因しており，$\alpha3$サブユニットの抗不安作用は$\alpha2$サブユニットのそれのバックアップ機構として役割を有するものと考えられている[6]．また，$\alpha3$サブユニットは中枢神経系で覚醒中枢の中心的役割を有している外側視床下部に局在するオレキシン神経細胞上にも分布している[7]．オレキシン神経細胞は覚醒時にはオレキシン放出により，コリン作動性，モノアミン作動性，ヒスタミン作動性神経細胞などの覚醒系神経細胞を興奮させて覚醒および覚醒維持をもたらすとともに，睡眠時に腹外側視索前核からのGABAによる抑制的調節を受けてオレキシン神経細胞活動は抑制される．この抑制にかかわるGABA情報の受容を担当するのは$\alpha3$ GABA$_A$受容体であり，この$\alpha3$ GABA$_A$受容体活性化の結果，オレキシン神経細胞からのオレキシン放出が抑制され，上記の覚醒系神経細胞の活動は低下することから，$\alpha3$ GABA$_A$受容体に選択性を有する睡眠薬はオレキシン受容体遮断効果と類似の効果をも発揮するものと推測される（**図❷**）．

$\alpha4$サブユニットは抗不安作用，アルコール依存症形成，前向性健忘に関係していると考えられている．

$\alpha5$サブユニットは筋弛緩作用に加え，学習・記憶に関連していると考えられている．また耐性形成に関与しているとの報告もあるが，現時点では耐性形成における$\alpha5$サブユニットの役割についてはまだ確定的ではない．

$\alpha6$サブユニットは不安，アルコール依存症形成，前向性健忘，筋弛緩に関与しており，気分障害にも関連性が

表❶ GABA$_A$受容体αサブユニットの薬理学的役割

GABA$_A$受容体サブユニット	薬理作用									
	鎮静	睡眠	抗不安	抗うつ	筋弛緩	抗けいれん	学習・記憶	前向性健忘	依存	耐性
α1	○	△				○	○	○	○	
α2		○	○（>α3）	○	○					
α3		○	○		○					
α5					○		○			○

各サブユニットが作用を有するものを○で示す．
α4，α6 は Bz，Z 薬物に対する感受性なし．
α5 の耐性形成への関与については確定的ではない．

（Nutt DJ et al, 2010[9]より改変引用）

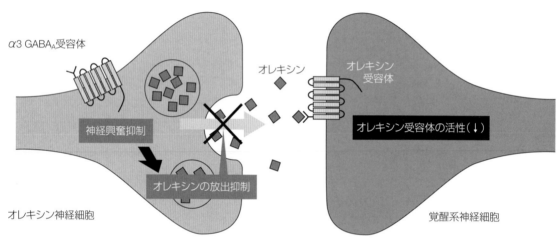

図❷ オレキシン神経細胞上の α3 GABA$_A$ 受容体の薬理学的役割
α3 GABA$_A$ 受容体はオレキシン神経細胞の細胞体上に存在するが，本図ではスペースの関係から神経終末に図示してある．

あるとされている．

Bz および Z 薬物はこれらのαサブユニットのうち，α1，2，3 および 5 サブユニットに結合し，α4 および 6 サブユニットには作用しない．したがって，Bz および Z 薬物の主作用および有害作用の発現の強さは，それぞれのαサブユニットへの作用の強さに依存することとなる．

βサブユニットおよびγサブユニットの薬理学的役割として，β1 サブユニットはアルコール依存形成への関与が推定されており，β2 サブユニットは鎮静作用に，β3 サブユニットは中枢麻酔薬による深麻酔時にみられる不動状態の発現や鎮痛作用に関与している．γ2 サブユニットは多くの場合 αnβ2γ2 の組み合わせによる GABA$_A$ 受容体を形成しており，不安に関係していると考えられるが，現時点ではγサブユニットの役割については十分に解明されていない．

GABA$_A$受容体αサブユニットと Bz および Z 薬物との機能的相関性

Bz は高親和性に α1，2，3，5 の各サブユニットに結合するが，作用の強さは α1 サブユニットを介する作用が最も強いと考えられている[8]．

Z 薬物のαサブユニットへの結合については，ゾルピデムでは α1 サブユニットへの結合親和性が最も高く，α2，3，5 サブユニットへの結合親和性は低い．ゾピクロンのαサブユニットへの結合親和性は α1 で最も高く，ついで α2 サブユニットへの結合親和性が高いが，α3 および α5 サブユニットの結合親和性は低い．エスゾピクロンでは α1，2，5 サブユニットへの結合親和性は α3 サブユ

表❷ Z薬物のGABA_A受容体αサブユニットに対する機能的作用強度の比較

ゾルピデム	α1≫α2, α3, α5（−）
ゾピクロン	α1, α5＞α2, α3
エスゾピクロン	α2, α3＞α1, α5
ベンゾジアゼピン	α1＞α2, α3, α5

（Nutt DJ et al, 2010[9]より改変引用）

ニットのそれにくらべて高い[9]．

このようなBzおよびZ薬物のαサブユニットへの結合親和性は，これら薬物がアロステリックにGABA_A受容体に作用することから，これら睡眠薬のサブユニットに対する作用の強さとは必ずしも一致するものではない．事実，NuttとStahlは，卵母細胞にαnβ2γ2サブユニットの組み合わせを有するGABA_A受容体を発現させ，ゾピクロンとエスゾピクロンのCl⁻流入促進作用の相違を調べた in vitro 実験系データ，および最大効力や用量効力などの薬物動態学的解析など含めた詳細な検討をおこない，その結果，BzやZ薬物のこれらαサブユニットを介しての薬理作用の発現の強さには相違があることを明らかにしている[9]（表❷）．

Bzは薬力学的にはα1サブユニットに対する作用が最も主たるものであり[8,9]，用量依存性に鎮静作用から睡眠作用へと薬理作用は変化し，同時にα2, 3サブユニットへの作用を介して抗不安作用を示す．またα1サブユニットの活性化により前行性健忘や薬物依存形成が生じる（表❶, ❷）．最近のPETを用いた検討からも，Bzはα1サブユニットへの結合を介して作用を発現していることが報告されている[10]．

ゾルピデムはα1サブユニットへの作用による鎮静・催眠作用を発揮する．Bzと同様に前行性健忘および薬物依存形成などの有害作用をもたらすが，Bzが有する抗不安作用，筋弛緩作用などα2, 3, 5サブユニットを介する薬理作用はほとんどみられない．また，ゾルピデムは血中半減期が短いため早朝覚醒を起こしやすい（表❶, ❷）．

ゾピクロンは鏡面異性体であるS-ゾピクロンとR-ゾピクロンからなるラセミ体であり，その薬理作用は主にα1およびα5サブユニットを介して発現される．このため薬力学的にはBzやゾルピデムに近い薬理作用を有するのみならず，学習・記憶機能を障害する可能性がある（表❶, ❷）．

エスゾピクロンはゾピクロンに含まれるS体そのものである．従来R体は薬理活性を有さないと考えられていたことから，その薬理作用はゾピクロンとほとんど類似しており，有害作用の1つである苦味がゾピクロンにくらべて弱いと考えられてきたが，現在ではその薬理作用はゾピクロンとは異なり，主としてα2およびα3サブユニットを介して発揮され，α1を介する薬理作用の発現は弱いと考えられている（表❶, ❷）．したがって，睡眠薬理学的には，エスゾピクロンは睡眠薬として入眠効果および睡眠維持効果が，その生体内動態とともに他のZ薬物より優れていると考えられている．

エスゾピクロンの依存形成性はα1サブユニットを介して薬理作用を発現するBzや他のZ薬物にくらべて低いと推定され，事実多くの臨床試験の結果もこの推測を裏付けている[11]．

α2およびα3サブユニットを介して発現する抗不安作用もエスゾピクロンの睡眠薬としての薬理効果を増強しているものと考えられる．不安は多くの健常成人の場合，不眠の出現に先行して生じると考えられており[12]，この抗不安作用はこれら受容体サブユニットの示す催眠作用と相まって，より効果的に睡眠を誘発すると考えられる．

またエスゾピクロンはα3サブユニットを活性化することから，α2およびα3 GABA_A受容体を直接活性化して睡眠効果を発現するのみならず，前項に記述したように，オレキシン神経細胞の活性化抑制とこれに伴うオレキシン放出抑制により，間接的にオレキシン誘発性覚醒系神経細胞興奮の抑制を介しても睡眠効果を発現する可能性が高いと推測される．

残存効果（持ち越し効果）の出現頻度はエスゾピクロ

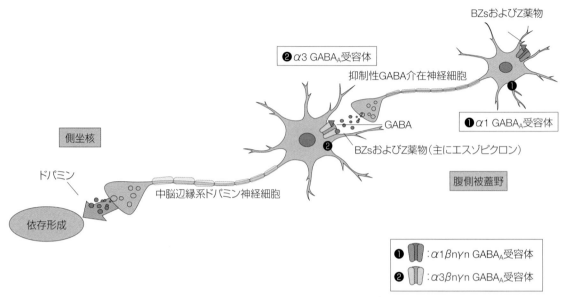

図❸　中脳辺縁系ドパミン神経細胞の機能調節とGABA_A受容体とベンゾジアゼピン，Z薬物との機能的関連性

ンにくらべてゾピクロンのほうが高いとされている．これはゾピクロンおよびゾピクロンに含有されるのとほぼ等価のエスゾピクロンを投与した場合，S-ゾピクロンの代謝産物であり，かつ薬理活性を有する N-desmethyl-zopiclone の生成量の増加と血中半減期の延長とがゾピクロン投与で観察されていることから，ゾピクロンでの残存効果の出現頻度の高さの原因の1つとなっている[13]．さらにこのゾピクロン投与時に観察される N-desmethyl-zopiclone の生成量増加は，光学異性体より成るイブプロフェンやケトプロフェンなどと同様に，R 体の S 体への stereoconversion に起因していると報告されている[14]．

エスゾピクロンは筋弛緩に関与するとされる α2 および α3 GABA_A 受容体に作用することから，筋弛緩作用が有害作用として出現する可能性が示唆される．しかしながら，筋弛緩作用は，α2 および α3 GABA_A 受容体に作用して抗不安作用を示す Bz 投与の高用量で出現する有害作用であることは周知の通りであり[15]，また動物実験においてもジアゼパムによる筋弛緩作用は抗不安作用に要する用量の5～30倍程度の高用量を必要とすること[16)17]，さらにエスゾピクロンの臨床試験においても筋弛緩が有害作用として報告されていないこと[11)18]などから，治療用量のエスゾピクロンにより筋弛緩作用が出現する可能性はほとんど考慮する余地はないものと思われる．

なお，Bz や Z 薬物投与後の中途覚醒時にみられる転倒は最近の臨床データでは，エスゾピクロンが他の GABA_A 受容体作動性睡眠薬にくらべてその頻度が有意に低いことが報告されているが，現時点では GABA_A 受容体 α サブユニットとの関連性は不明である[19)20]．

Bz および Z 薬物の依存形成性と GABA_A 受容体 α サブユニットの役割

薬物依存形成において重要な役割を果たすのは，細胞体が腹側被蓋野に局在し，その軸索を側坐核，前頭葉前部皮質，線条体，海馬などに放射している中脳辺縁系ドパミン作動性神経細胞（ドパミン神経細胞）である．この神経細胞が何らかの刺激により興奮し，その神経細胞終末からのドパミンの放出増加が薬物依存形成のトリガーになり，また依存状態の保持の要因となっている．このドパミン神経細胞は，同じ腹側被蓋野に局在する GABA 作動性介在神経細胞（GABA 神経細胞）により抑制性調節を受ける．このような GABA 神経細胞による抑制性調節における重要なポイントは，抑制性調節に対し細胞上に局在する，放出された GABA を受容する GABA_A 受容体 α サブユニットのうち，どのタイプのサブユニットが応答しているかという点である．

図❸に示すようにドパミン神経細胞は GABA 神経細

胞からの抑制性調節をドパミン神経細胞上の $\alpha3$ GABA$_A$ 受容体を介して受ける．一方，腹側被蓋野にある GABA 神経細胞は他の GABA 神経細胞による抑制性調節を受けるが，その場合，腹側被蓋野にあるこの GABA 神経細胞はその細胞体上に存在する $\alpha1$ GABA$_A$ 受容体の活性化により神経活動は抑制され，GABA 放出の減少が生じるため，ドパミン神経細胞の抑制性調節が解除されて（この現象は脱抑制といわれている），ドパミン放出が回復ないしは増加することとなり，薬物依存形成の可能性が高くなる．したがって，$\alpha1$ GABA$_A$ 受容体をより強く活性化する Bz, ゾルピデム，ゾピクロンは上述の脱抑制を誘発し，ドパミン神経細胞の活性化による依存形成の可能性を高めることとなる．一方，エスゾピクロンは GABA 神経細胞の活動とは関係なく，直接的にドパミン神経細胞上の $\alpha3$ GABA$_A$ 受容体を刺激するため，エスゾピクロンの依存形成性は Bz, ゾルピデム，ゾピクロンにくらべて低いと考えられ，多くの大規模臨床試験でもこの推測は裏付けられている[7]．

おわりに

GABA$_A$ 受容体に作用してその薬理作用を発現する睡眠薬は，従来の Bz に加え Z 薬物が臨床応用されているが，わが国では欧米にくらべいまだ Bz の使用量が非常に多い．最近の GABA$_A$ 受容体の病態生理学的役割の解析に伴い，新たに加わった Z 薬物においてもその薬理作用の発現機序が詳細に解析され，Z 薬物主作用および有害作用の発現の相違が薬力学的観点のみならず臨床試験の成績からも明らかになりつつある．

本稿が臨床医家が睡眠薬を投与するときの睡眠薬の選択の一助となれば望外の幸せである．

利益相反

受託研究などの研究費，講演料など利益相反にかかわる企業・団体は下記の通りである．
エーザイ株式会社，MSD 株式会社，日本新薬株式会社．

文 献

1) Uusi-Oukari M, Korpi ER：Regulation of GABA$_A$ receptor subunit expression by pharmacological agents. *Pharmacol Rev* 62：97-135, 2010
2) 大熊誠太郎，芝﨑真裕，黒川和宏：GABA$_A$ 受容体，日薬理誌 131：388-390, 2008
3) Möhler H：Molecular regulation of cognitive functions and developmental plasticity：impact of GABA$_A$ receptors. *J Neurochem* 102：1-12, 2007
4) Rudolf U, Knoflach F：Beyond classical benzodiazepines：novel therapeutic potential of GABA$_A$ receptor subtypes. *Nat Rev Drug Discovery* 10：685-697, 2011
5) Kopri ER, Sinkkonen ST：GABA$_A$ receptor subtypes as a targets for neuropsychiatric drug development. *Pharm Ther* 109：12-32, 2006
6) Dias R, Sheppard WF, Fradley RL et al：Evidence for a significant role of $\alpha3$-containing GABA$_A$ receptors in mediating the anxiolytic effects of benzodiazepines. *J Neurosci* 25：10682-10688, 2005
7) Bäckberg M, Ultenius C, Fritschy JM et al：Cellular localization of GABA receptor alpha subunit immunoreactivity in the rat hypothalamus：relationship with neurones containing orexigenic or anorexigenic peptides. *J Neuroendocrinol* 16：589-604, 2004
8) Tan KR, Rudolph U, Lüscher C：Hooked on benzodiazepines：GABA$_A$ receptor subtypes and addiction. *Trends Neurosci* 34：188-197, 2011
9) Nutt DJ, Stahl SM：Search for perfect sleep：the continuing evolution of GABA$_A$ receptor modulators as hypnotics. *J Psychopharmacol* 24：1601-1612, 2010
10) Frankle WG, Cho RY, Prasad KM et al：In vivo measurement of GABA transmission in healthy subjects and schizophrenia patients. *Am J Psychiatry* 172：1178-1159, 2015
11) Scharf M：Eszopiclone for the treatment of insomnia. *Expert Opin Pharmacother* 7：345-356, 2006
12) Glidewell RN, Botts EM, Orr WC：Insomnia and anxiety. Diagnostic and management. Implications of complex interactions. *Sleep Med Clin* 10：93-99, 2015
13) Brunello N, Bettica P, Amato D et al：Pharmacokinetics of (S)-zopiclone and (S)-desmethylzopiclone following dosing with zopiclone and eszopiclone. *Eur Neuropsychopharmacol* 18 (S4)：S581-582, 2008
14) Fernandez C, Alet P, Davrinche C et al：Stereoselective distribution and stereoconversion of zopiclone enantiomers in plasma and brain tissues in rats. *J Pharm Pharmacol* 54：335-340, 2002
15) Mihic SJ, Harris RA：Hypnotics and Sedatives. In：*Goodman & Gilman's The Pharmacological Basis of Therapeutics 12th ed*, ed by Brunton LL, Chabner BA, Knollmann B et al, New York, 2006, pp.401-427
16) Löw K, Crestanu F, Keist R et al：Molecular and neuronal substrate for sedative attenuation of anxiety. *Science* 290：131-134, 2000
17) Crestani F, Löw K, Keist R et al：Molecular targets for the

myorelaxant action of diazepam. *Mol Pharmacol* **59**:442-445, 2001
18) Morin AK:The role of eszopiclone in the treatment of insomnia. *Adv Ther* **26**:500-518, 2009
19) 小田真司,井上智喜:Z-drug とベンゾジアゼピン系睡眠薬の転倒率調査. 新薬と臨牀 **64**:1468-1473,2015
20) Tom SE, Wickwire EM, Park Y *et al*:Nonbenzodiazepine sedative hypnotics and risk of fall-related injury. *Sleep* **39**:1009-1014, 2016

チームがん医療実践テキスト

医師,看護師などチーム医療にかかわる
すべてのがん医療スタッフのための教科書

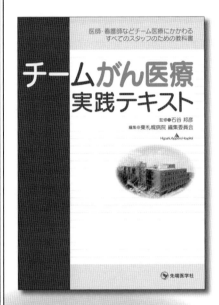

定価(本体6,800円+税)
A4判／並製本／392頁
発行: 2011年11月
ISBN: 978-4-88407-757-0

がん医療は,医師,看護師,薬剤師,ソーシャルワーカーなどが有機的にかかわってチーム医療として遂行される.本書は,これら医療者が臨床現場でも用いることを念頭におき,がん治療総論・各論から,がん看護・緩和ケアの実際,臨床倫理,多職種の役割の解説まで,幅広く・わかりやすく解説した.本編に加え,Column,薬剤一覧,CTCAE v4.0,体表面積算定表も収載.よりよいチーム医療をめざすがん医療スタッフの教科書として,必携の一冊.

■監修
石谷　邦彦

■編集
東札幌病院 編集委員会
照井　健／平山　泰生／小池　和彦／長谷川美栄子／大串祐美子

■主要目次
Part 1　がん治療総論
Part 2　がん治療各論
Part 3　がん看護の実際
Part 4　緩和ケアの実際
Part 5　がん患者と臨床倫理
Part 6　がん患者における口腔ケア
Part 7　チーム医療の実際
Part 8　がん医療総論
付録　●がん薬物療法で用いられるおもな薬剤　ほか

株式会社 先端医学社

〒103-0007 東京都中央区日本橋浜町2-17-8 浜町平和ビル
TEL 03-3667-5656（代）／FAX 03-3667-5657
http://www.sentan.com

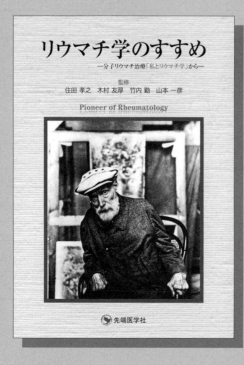

先人たちのリウマチ人生から
次世代のリウマチ学を志す若人へ

「私とリウマチ学」として『分子リウマチ治療』誌に連載されたエッセイの総集編.

約半世紀で怒涛の進歩を遂げたリウマチ分野であるが,未だ発症機構を完全には解き明かされておらず,サイエンスに基づいた治療戦略を開発することは現代に残された課題である.半世紀前のリウマチ医療の悲惨さ,50年間の免疫学と分子生物学の進歩,現在のサイエンスに基づく治療薬(生物学的製剤など)の開発,トランスレーショナルリサーチの進歩,バイオ治療時代の課題と安全性,将来への提言と期待などリウマチ分野の歴史が凝縮された読み応えのある一冊.
(表紙)ピエール＝オーギュスト・ルノワール
日本でも人気の高いフランス印象派の画家.47歳で関節リウマチを発症するも屈曲した手に絵筆を結びつけ,晩年まで絵を描きつづけた.

リウマチ学のすすめ
―分子リウマチ治療「私とリウマチ学」から―

監修 住田 孝之／木村 友厚／竹内 勤／山本 一彦
定価(本体2,000円＋税) B5判／並製本／98頁 ISBN：978-4-86550-111-7

執筆者

安倍 達（埼玉医科大学総合医療センター名誉所長／埼玉医科大学名誉教授）
京極 方久（東北大学名誉教授）
粕川 禮司（福島県立医科大学名誉教授）
松井 宣夫（名古屋市立大学名誉教授／名古屋市総合リハビリテーション事業団理事長,名誉センター長）
東 威（聖マリアンナ医科大学リウマチ・膠原病・アレルギー内科客員教授）
長屋 郁郎（元国立名古屋病院副院長）
佐々木 毅（東北大学名誉教授／NTT東日本東北病院名誉院長）
諸井 泰興（伊東市民病院内科）
藤川 敏（藤川医院院長）
橋本 博史（順天堂大学名誉教授／医療法人社団愛和会名誉理事長）
吉野 槇一（日本医科大学名誉教授／東京電機大学客員教授）
廣瀬 俊一（順天堂大学名誉教授／一般財団法人産業医学研究財団理事／アークヒルズクリニック総院長）
立石 博臣（神戸海星病院理事長）

秋月 正史（秋月リウマチ科院長）
澤田 滋正（関町病院／元日本大学医学部教授）
長澤 俊彦（杏林大学名誉学長）
東條 毅（独立行政法人国立病院機構東京医療センター名誉院長）
市川 陽一（聖ヨゼフ病院名誉院長）
山名 征三（医療法人（社団）ヤマナ会会長）
近藤 啓文（北里大学メディカルセンターリウマチ膠原病内科客員教授）
江口 勝美（社会医療法人財団白十字会佐世保中央病院リウマチ膠原病センター顧問）
能勢 眞人（愛媛大学名誉教授）
小池 隆夫（NTT東日本札幌病院院長／北海道大学名誉教授）
宮坂 信之（東京医科歯科大学名誉教授）
高杉 潔（道後温泉病院リウマチセンター常勤顧問）
今井 浩三（東京大学特任教授／神奈川県立がんセンター研究所長）

株式会社 先端医学社

〒103-0007 東京都中央区日本橋浜町2-17-8 浜町平和ビル
TEL 03-3667-5656(代)／FAX 03-3667-5657
http://www.sentan.com

編集スタッフ

○編集顧問○

大川 匡子	精神・神経科学振興財団理事/医療法人社団絹和会 睡眠総合ケアクリニック代々木理事
太田 龍朗	名古屋大学名誉教授/名古屋第一赤十字病院心療相談センター長
菱川 泰夫	秋田大学名誉教授/秋田回生会病院名誉院長
村崎 光邦	CNS薬理研究所所長/北里大学名誉教授

○編集幹事○

内山 真	日本大学医学部精神医学系教授
清水 徹男	秋田大学大学院医学系研究科病態制御医学系精神科学講座教授
平田 幸一	獨協医科大学病院院長/獨協医科大学神経内科教授
稲葉 雅章	大阪市立大学大学院医学研究科代謝内分泌病態内科学教授

○編集同人○

赤柴 恒人	日本大学医学部内科学系呼吸器内科客員教授
伊藤 洋	東京慈恵会医科大学葛飾医療センター院長
井上 雄一	医療法人社団絹和会 睡眠総合ケアクリニック代々木理事長/東京医科大学睡眠学講座教授
上田 哲郎	公益財団法人東京都保健医療公社 多摩北部医療センター院長
内村 直尚	久留米大学医学部神経精神医学講座教授
江畑 俊哉	ちとふな皮膚科クリニック院長
大塚 邦明	東京女子医科大学名誉教授/東京女子医科大学時間医学老年総合内科教授
加来 浩平	川崎医科大学内科学特任教授
兼板 佳孝	日本大学医学部社会医学系公衆衛生学分野主任教授
河盛 隆造	順天堂大学大学院・医学研究科(文科省事業)スポートロジーセンター センター長
栗山 健一	滋賀医科大学精神医学講座准教授
古賀 良彦	杏林大学名誉教授
小林 敏孝	足利工業大学システム情報工学科教授
塩見 利明	愛知医科大学医学部睡眠科教授
下畑 享良	新潟大学脳研究所臨床神経科学部門神経内科学分野准教授
庄司 繁市	特定医療法人仁真会白鷺病院院長
杉本 利嗣	島根大学医学部内科学講座内科学第一教授
宗圓 聰	近畿大学医学部奈良病院整形外科・リウマチ科教授
高橋 悟	日本大学医学部泌尿器科学系泌尿器科学分野主任教授
谷内 一彦	東北大学大学院医学系研究科機能薬理学教授/東北大学サイクロトロンラジオアイソトープセンター・センター長
千葉 茂	旭川医科大学医学部精神医学講座教授
中島 健二	独立行政法人国立病院機構松江医療センター院長
西川 光重	関西医科大学名誉教授
西澤 良記	医療法人蒼龍会井上病院名誉院長
平方 秀樹	福岡腎臓内科クリニック院長
平田 一人	大阪市立大学大学院医学研究科呼吸器内科学教授
平山 篤志	日本大学医学部内科学系循環器内科学分野教授
堀口 淳	島根大学医学部精神医学講座教授
三島 和夫	国立精神・神経医療研究センター精神保健研究所精神生理研究部部長
水沼 英樹	福島県立医科大学 ふくしま子ども・女性医療支援センター センター長
宮本 雅之	獨協医科大学看護学部看護医科学(病態治療)領域・教授/獨協医科大学病院睡眠医療センター
目々澤 肇	医療法人社団茜遥会目々澤医院院長
山口 祐司	睡眠呼吸センター福岡浦添クリニック院長
山田 尚登	滋賀医科大学精神医学講座教授
渡辺 範雄	国立精神・神経医療研究センタートランスレーショナル・メディカルセンター情報管理・解析部臨床研究計画・解析室長

ねむりとマネージメント ❸

Sleep and Management

vol.5 no.1 2018

定価（本体 2,000 円 + 税）

年間購読 4,000 円 + 税（送料弊社負担）

・本誌に掲載する著作物の複製権・翻訳権・上映権・譲渡権・公衆送信権（送信可能化権を含む）は株式会社先端医学社が保有します．
・JCOPY ＜（社）出版者著作権管理機構委託出版物＞
本誌の無断複写は著作権法上での例外を除き禁じられています．複写される場合は，そのつど事前に，（社）出版者著作権管理機構（電話 03-3513-6969，FAX03-3513-6979，e-mail：info@jcopy.or.jp）の許諾を得てください．

2018 年 3 月 25 日発行

編　集　「ねむりとマネージメント」編集委員会

発行者　鯨岡　哲

発行所　株式会社　先端医学社
　〒 103-0007　東京都中央区日本橋浜町 2-17-8
　　　　　　　浜町平和ビル
　電　話　03-3667-5656（代）
　F A X　03-3667-5657
　郵便振替　00190-0-703930
　http://www.sentan.com
　E-mail：book @ sentan.com
　印刷・製本／三報社印刷（株）

ISBN 978-4-86550-327-2　C3047　¥2000E